U0221557

大学通识教育教材
高等院校数字化融媒体新形态教材
浙江省高等教育"十三五"人才培育项目
浙江省"十三五"省级重点建设实验教学示范中心建设项目

代谢与疾病和健康管理

Metabolism, Disease
and Health Management

主 编◎史 影

ZHEJIANG UNIVERSITY PRESS
浙江大学出版社
·杭州·

图书在版编目(CIP)数据

代谢与疾病和健康管理 / 史影主编. —— 杭州：浙
江大学出版社，2022.8(2025.3 重印)
ISBN 978-7-308-22833-6

Ⅰ.①代⋯ Ⅱ.①史⋯ Ⅲ.①代谢病－防治 Ⅳ.
①R589.7

中国版本图书馆 CIP 数据核字(2022)第 123790 号

代谢与疾病和健康管理

DAIXIE YU JIBING HE JIANKANG GUANLI

主编　史　影

策划编辑	阮海潮(1020497465@qq.com)
责任编辑	阮海潮
责任校对	王元新
封面设计	续设计
出版发行	浙江大学出版社
	(杭州市天目山路 148 号　邮政编码 310007)
	(网址：http://www.zjupress.com)
排　　版	浙江大千时代文化传媒有限公司
印　　刷	广东虎彩云印刷有限公司绍兴分公司
开　　本	889mm×1194mm　1/16
印　　张	10.5
字　　数	289 千
版 印 次	2022 年 8 月第 1 版　2025 年 3 月第 3 次印刷
书　　号	ISBN 978-7-308-22833-6
定　　价	39.00 元

营养、代谢与健康是一个广受关注的热门话题。近20多年来，随着经济的发展，人们生活方式的改变和社会老龄化的推进，我国居民特别是城市居民主要疾病发生率、死亡率及其构成也发生了重大变化，由过去高发的传染性疾病、母婴疾病、营养相关疾病转变为以慢性非传染性疾病为主，诸如糖尿病、心脑血管疾病、癌症等，尤其由代谢综合征引发的肥胖和"三高"（高血糖、高血脂和高血压）愈来愈突出。《柳叶刀》刊登的统计报告表明，1990—2017年，膳食风险因素、高血压、高血糖、高胆固醇、肥胖等成为中国人十大健康风险因素。为适应这种变化，医疗模式也以治疗为主转向以预防为主。向大学生以及大众传播正确的营养、代谢与健康知识和理念，有助于全民养成健康的生活方式，了解防病治病的方法，从而远离疾病，提高生命质量。大众有了这些基础知识的武装，就可以很容易地识别充斥市场的"营养品"和"保健品"等的真面目了。

了解代谢及其相关疾病，可以帮助大学生了解生命的代谢过程、生命的微观世界，有利于大学生了解药物的研发思路和科学发展的坎坷历程，培养大学生勇于攀登去解决实际问题的科学探索精神。

本书不仅适合作为大学生的通识教育教材，由于通俗易懂，还适合作为大众读物，引导大众科学地认识代谢与疾病，建立预防为主的健康生活理念。

浙江大学教授　周耐明

2022年6月于杭州

通识教育是高等教育的重要组成部分,是一流本科专业建设的重要支撑。为顺应课程改革新趋势,满足人才培养新需求,践行全人教育理念,国内外高校普遍开设通识课程,以促进学生知识、能力、素质和人格的协同发展。

生命科学是21世纪引领性科学之一。近20年来,以分子设计、基因组学新技术、生物大数据、基因编辑、免疫治疗等突破为代表,生物技术和生物产业发生了深刻变革。生命科学正以前所未有的速度向前发展,深刻影响并改变人类的观念和生活,生命科学的发展成果也不断地与其他学科交叉融合,并有望产生科技和产业新的迸发点与增长点。

代谢是生命最基本的特征,是生命科学研究的重要内容。近年来,各种代谢性疾病的发生率在逐年提高。对代谢的认识有助于学生认识生命的本质,有助于培养学生正确的价值观和科学观,树立自尊、自爱、珍惜生命的情怀,以及不畏艰险、勇攀高峰的科学精神。在此背景下,浙江大学开设了“人体代谢与健康”通识课程,供全校本科生选修。本书为该课程的配套教材。根据代谢的知识系统及非生物类专业的生物学知识背景,精心设计了介绍代谢基本知识、代谢性疾病研究进展的理论部分,以及了解人体及细胞代谢的实验指导部分。希望通过对人体代谢和细胞代谢的基础理论学习和实验,能够启发学生深入思考,体会现代生物学的发展思路,能够帮助学生正确认识代谢与疾病的关系,探讨自我健康管理,培养当代大学生的健康管理理念和科学素养。

本教材是国家自然科学基金项目(编号32070771、81173106、31200621)、浙江省高等教育“十三五”人才培育项目、浙江省“十三五”省级重点建设实验教学示范中心建设项目、浙江大学2018年度通识教育改革项目、浙江大学2020年度本科教材建设项目成果。

　　本书亦是一本科普读物，可供普通读者了解人体代谢及相关疾病，思考并实践健康管理，共同履行健康中国行动。对生物学实验感兴趣的读者，还可通过观看实验小视频了解实验过程。

　　感谢周耐明教授对本书编写工作的指导并提供宝贵意见。感谢浙江中医药大学附属第二医院刘建主任、浙江大学医学院附属第二医院孙立峰主任、浙江省肿瘤医院徐伟珍主任的友情校稿。

　　由于编者水平有限，书中难免会有缺点和错误，期待读者的批评指正，以便再版时修改完善。

主编

2022 年 7 月于杭州

目　录

第一篇

理论部分

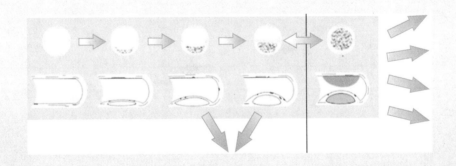

有序代谢是生命的本质之一。

有关疾病与健康,我们仍走在科学探索的大路上……

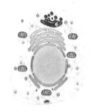 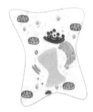 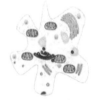

第一章 | 人体代谢总论

课前思考题

1. 生命体是否都具有新陈代谢的特征？

2. 假如新陈代谢"失误"，会发生什么状况？

3. 代谢性疾病有哪些？下面哪些属于代谢性疾病：痛风、高血压、动脉粥样硬化、高血脂、血糖耐受、肥胖？各因何种代谢异常引起？

重要知识点

1. 新陈代谢的概念、内容及特征。
2. 人体新陈代谢的基本过程。
3. 代谢性疾病分类。
4. 代谢性疾病研究的意义及现状。

1-1 PPT

第一节 生命的共同特征——新陈代谢

一、新陈代谢的概念

目前普遍认为，地球上所有生命具有以下共同属性：化学成分的同一性、严整有序的结构、新陈代谢、生长发育、繁殖和遗传、应激性和适应性。在这些共同属性中，新陈代谢贯穿其中，是一切生命活动的体现和促成者。可以说，有活力的生命瞬间背后均有万千新陈代谢在推动。

新陈代谢(metabolism)简称代谢，是物质在生物体内经历的一切化学变化的总称。物质进入生物体内经过一系列化学变化，转变为自身分子或生命活动所需的物质，生物体内原有物质经一系列化学变化在体内转化成其他物质或降解成排泄物排出体外。在这个变化过程中，生物体不断用新物质代替旧物质，不断产生能量和消耗能量，维持生物体结构和功能的有序性。

新陈代谢具有哪些功能呢？可以概括为以下五个方面：①从周围环境中获得营养物质；②将外界引入的营养物质转变为自身需要的元件，即大分子的组成前体；③将元件装配成自身所需的分子，如蛋白质、核酸、脂类以及其他组分；④分解生物体内各种生物分子；⑤提供生命活动所需的一切能量。

新陈代谢所囊括的一切化学变化发生在多层面的有序过程中,包含物质代谢和能量代谢两个方面。

二、物质代谢

物质代谢包含物质的合成代谢和分解代谢(图1-1)。有机营养物,无论是从外界环境摄入的,还是自身储存的,经过一系列化学反应转变为较小的、较简单的物质的过程称为分解代谢(catabolism)。与分解代谢相伴随的,是储存在有机大分子中的能量的逐级释放。合成代谢(anabolism)又称生物合成(biosynthesis),是生物体利用小分子或大分子的结构元件建造成自身大分子的过程,如以氨基酸为元件合成蛋白质。在这个过程中,分子结构变得更复杂。合成代谢需要能量,分解代谢放出能量。

生物体内同一种物质,其分解和合成的途径一般是不同的,即并不是简单的可逆反应,而往往需要通过不同的中间反应或不同的反应催化剂——酶来实现,甚至同一种物质的分解和合成过程可能在细胞的不同部位进行。分解代谢和合成代谢选择不同的途径甚至部位,使生物体内的代谢反应数量大大增加,也使代谢调控具有更大的空间和灵活度。

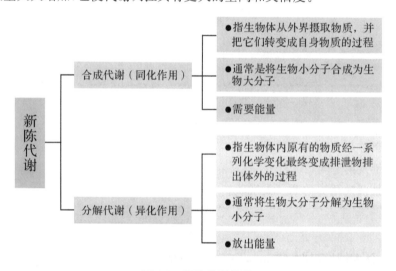

图 1-1　新陈代谢分类

三、能量代谢

与物质代谢过程相伴随的,是蕴藏在化学物质中的能量转化,统称为能量代谢(energetic metabolism)。

生物体的一切活动都需要能量。生长发育,体内各种物质(如蛋白质、核酸、糖等分子)的生物合成,肌肉运动,物质交换运输和信号的响应传递等,都需要消耗能量。只有不断地获得能量,生命才能持续并繁衍。

太阳能是所有生物体最根本的能量来源。光养生物通过叶绿体的光合作用将太阳能储存在葡萄糖分子中,进一步利用葡萄糖分子分解代谢释放的能量合成其他生物分子。异养生物摄入外界有机营养物质,在营养物质的分解代谢过程中,主要将能量储存在ATP分子中,供生命活动需要。

四、细胞代谢与分子代谢

细胞是生命体基本的结构和功能单位。在细胞内发生的一切化学变化,统称为细胞代谢(cell metabolism)。细胞代谢也包括物质代谢和能量代谢两部分。细胞无时无刻不进行着新陈代谢:与细胞外界环境进行物质交换;不断消耗底物,产生新的代谢产物;不断生成能量,又消耗能量。细胞代谢是个体代谢的基本组成单元。

细胞内从底物到产物的一系列化学反应构成代谢途径,其中的某一步化学反应称为中间代谢,各步产物称为中间代谢产物。每一步化学反应都在生物催化剂——酶的作用下进行。

细胞代谢可以发生在细胞的不同部位和亚细胞器上。例如,在细胞膜上进行着细胞内外物质与信号交换反应;附着核糖体的内质网中进行着蛋白质合成、加工与折叠;溶酶体中进行着蛋白质等物质降解;高尔基复合体中进行着糖基修饰反应;线粒体内进行着有氧呼吸并伴随大量 ATP 的生成;细胞核中进行着 DNA 合成和 RNA 转录等。即便是在细胞质的不同部位,也在进行着多种代谢过程。可以说,细胞内代谢无处不在,无时不在。

1-2　代谢途径与代谢网络

细胞内一系列化学反应首尾相连,就组成特定的细胞内代谢途径,例如各种糖代谢、脂代谢、氨基酸代谢、核苷酸代谢以及其他生物分子的代谢,它们彼此交叉,互相联系,形成复杂又有序的代谢网络。

一条代谢途径包含多个底物和中间产物,以及每个步骤所需的生物催化剂——酶。代谢过程中,底物分子和产物分子的量在不断地变化,酶分子的量和活性也在变化。因此,新陈代谢最终落实到分子层面是各类分子代谢。

1-3　细胞代谢

五、新陈代谢的特征

细胞内发生的新陈代谢总结起来具有以下主要特征,这些特征与代谢的正常运行及精确调控密切相关:

代谢反应一般在酶的催化下进行。代谢途径的每一步化学反应通常都在相应的催化剂——酶的作用下完成。因此,通常每一步代谢反应都对应一个相关的酶。

代谢区室化。特定的代谢途径通常发生在细胞的特定部位,如糖酵解发生在细胞质中,三羧酸循环发生在细胞线粒体内。又如脂肪酸的降解发生在细胞线粒体内,脂肪酸的合成则发生在细胞质中。代谢区室化与酶的区室化分布有关。

代谢是可调控的。代谢反应的速率在细胞内并不是一成不变的,而是可调控的,最基本的可通过底物、产物、中间产物的浓度变化,以及酶活性的高低来调节,还可以通过酶的表达量来调控。更高层次的,酶活性和酶表达量的调节又受到激素以及神经系统的影响。

第二节　人体新陈代谢

人体新陈代谢包括人从外界环境中摄入营养物质(食物、氧气等),人体内营养物质的降解及运输,组织细胞中的物质代谢和能量代谢,以及代谢废物的排除等过程,详见图 1-2。通过新陈代谢,人与外界环境之间进行着物质和能量的交换。

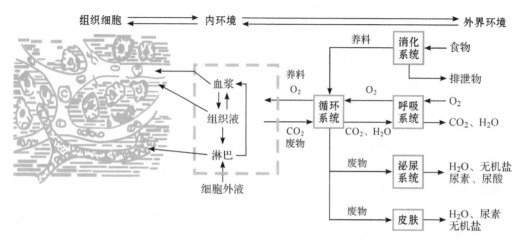

图 1-2   人体新陈代谢过程

一、人体摄入食物的消化和吸收

外界摄入的食物首先通过人体消化系统消化成能被人体吸收的物质。人体消化系统的组成如图 1-3 所示。消化分物理性消化和化学性消化两大类。物理性消化主要通过牙齿的咀嚼和胃肠的蠕动实现。化学性消化主要指利用消化酶，使食物中的营养成分通过酶促反应降解成可吸收物质。食物中的水、无机盐、维

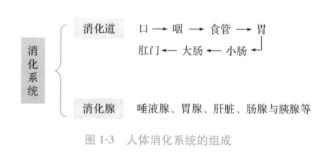

图 1-3   人体消化系统的组成

生素不经消化能直接被吸收。淀粉、蛋白质和脂肪的最终消化产物分别是葡萄糖、氨基酸、甘油和脂肪酸，在消化道壁被吸收。因人体内缺乏降解纤维素的酶，故食物纤维不能被消化吸收。

吸收是指营养物质进入循环系统的过程。小肠是食物消化和吸收的主要场所。小肠长且有皱襞，内壁存在大量小肠绒毛，这种结构大大扩大了小肠内表面积。小肠内含有多种消化腺分泌的消化酶，如胰腺分泌的消化酶在小肠才能被激活而发挥作用。多种消化酶在小肠内对食物中的各种成分进行充分消化，消化后的营养物质被小肠上皮细胞吸收。小肠绒毛内含有丰富的毛细血管和毛细淋巴管，被吸收的营养物质通过毛细血管和毛细淋巴管进入循环系统。

二、人体与外界的气体交换——呼吸作用

人类需要有氧呼吸。人体不断从外界吸收氧气作为体内有机物氧化分解的最终电子受体，并不断地排出二氧化碳等代谢废物。人体与外界进行的这种气体交换的过程称为呼吸。

完整的呼吸过程包括肺的换气（外界气体与肺泡内气体之交换）—肺泡内的气体与血液中的气体交换—气体在血液中的运输—血液与组织细胞间的气体交换。通过呼吸作用，氧到达组织内供细胞利用，细胞产生的二氧化碳则被带到肺部并排出体外。

呼吸作用为人体能量的利用提供了必要条件。在呼吸过程中，含氧低的静脉血流经肺泡毛细血管后，就变成了含氧丰富的动脉血。血液中的氧大部分由红细胞中的血红蛋白携带。当动脉血流经组织细胞间的毛细血管时，由于细胞在新陈代谢过程中不断地消耗氧，产生二氧化碳，使得细胞中氧的浓度比动脉血中的氧浓度低，二氧化碳的浓度比动脉血中的二氧化碳浓度高，于是血液中的氧迅速与血红蛋白分离，通过毛细血管壁扩散到细胞内，而细胞内产生的二氧化碳则

扩散到血液中,经过这样的气体交换,流经组织细胞的动脉血就变成了静脉血。

三、人体内物质运输——血液循环

血液循环包括体循环和肺循环两部分,这两部分相互连通,同时进行。

体循环:血液由左心室进入主动脉,再流经全身动脉、毛细血管网、静脉,最后汇集到上、下腔静脉,流回右心房。通过体循环,血液流经身体各组织细胞周围的毛细血管网,把氧和养料送至细胞,把细胞产生的二氧化碳等废物带走。从左心室射出的鲜红色的动脉血,经过体循环,就变成了暗红色的静脉血,流回到右心房。

肺循环:血液由右心室进入肺动脉,流经整个肺泡周围的毛细血管网,再由肺静脉流回左心房。在肺循环中,从右心房进入肺动脉的静脉血,流经肺部的毛细血管网时,与肺泡内的空气进行气体交换,血液中的二氧化碳进入肺泡内,肺泡内的氧进入血液中与血红蛋白结合,于是暗红色的静脉血变为鲜红色的动脉血,从肺静脉流回左心室。

当身体出现某些疾病时,组织内的某些成分会渗透到血液中,使血液中的成分发生变化。因此,血常规可以反映身体某些疾病的发生发展,是对疾病进行诊断的重要辅助手段。

人体内血管分类及其特点见表 1-1。

表 1-1　人体内血管分类及其特点

血管种类	功能	分布	特点
动脉	把血液从心脏送往身体各处	多分布在较深的部位	管壁厚,弹性大,管内血液流速快
静脉	把血液从身体各处送回心脏	位置有深有浅	管壁薄,弹性小,管腔大,管内血液流速慢
毛细血管	连接最小的动脉和静脉	分布很广	管壁由一层上皮细胞构成,管内血液流速很慢

四、人体内废液的排出——尿的生成和排出

人体内尿的生成过程包括肾小球过滤和肾小管的重吸收作用。

肾小球的作用类似于过滤器。当血液流经肾小球时,除血细胞和大分子蛋白质外,血浆中的部分水分、无机盐、葡萄糖、尿素等物质,都可以由肾小球过滤到肾小囊腔内,形成原尿。原尿除不含有大分子蛋白质外,其他成分与血浆基本相同。

原尿流过肾小管时,其中对人体有用的物质被重新吸收回血液,包括全部葡萄糖和大部分水、无机盐等。肾小管的重吸收是有选择性的,原尿经过重吸收后,剩下的废物,如尿素、尿酸以及一部分水、无机盐等成为尿液,最后被排出体外。

人体排尿的过程,不但能排泄废物,而且能调节体内水和无机盐平衡,使内环境保持相对稳定,从而维持组织细胞正常的生理功能。尿常规指标可以反映人体某些代谢性疾病及器质性病变的发生。因此,学会看尿常规,可以帮助我们了解自身健康状况。

五、组织细胞中的物质代谢和能量代谢

进入组织细胞中的营养物质,包括葡萄糖、氨基酸、脂肪酸、维生素等,在细胞中将进一步进行各种代谢,它们或进行分解,为细胞提供更小的分子和能量,或作为原料进行合成代谢,生成糖原、蛋白质、脂肪等大分子物质。细胞新陈代谢为构建和维护组织与细胞的正常结构和生理功能奠定了基础。

六、新陈代谢的重要器官——肝脏

肝脏是人体最大的内脏器官,也是人体新陈代谢的重要器官,位于人体腹部。肝脏的功能与解毒、肝糖原合成和储存、脂肪代谢、胆固醇合成、胆汁合成、尿素合成等多种物质的重要新陈代谢事件有关。

肝脏对来自体内和体外的代谢产物及多种药物、毒物等具有生物转化作用,通过转化作用将它们彻底分解或转变为无毒或毒性较小、易于排泄的物质,最后随胆汁或尿液排出体外,即肝脏的解毒功能。正是由于肝脏的解毒功能,使人体内各种毒物能被及时排出,保证了人体正常的生理平衡。

同时,肝脏涉及脂肪、蛋白质、糖、维生素和激素等多种生物分子的分解代谢和合成代谢。肝脏能合成分泌多种酶,催化多种代谢反应。例如,酮体的合成主要在肝脏中进行,因为肝脏具备酮体合成需要的酶。氨基酸代谢产物尿素的合成也主要在肝脏中进行。

此外,肝脏还与造血及凝血作用有关。肝脏是胎儿时期主要的造血器官,直到成人时肝脏的造血功能逐渐停止,被骨髓取代;但是在某些特殊情况下,肝脏仍有可能恢复其造血功能。而血液凝结所需的维生素 K、凝血酶原、促凝血酶原激酶等凝血因子几乎都由肝脏合成。在人体凝血和抗凝两个系统的平衡中,肝脏起着重要的调节作用。

肝脏在新陈代谢中的作用及机制仍需探索、研究,如各类化合物在肝脏中的代谢途径可以帮助我们了解药物的安全使用方法,炎症风暴因子在肝脏中的清除过程可以帮助我们寻找剧烈炎症反应的治疗方法与途径等。综上可知,肝脏健康与人体健康密切相关。

第三节　代谢性疾病总论

一、代谢性疾病

正常情况下人体内各物质的新陈代谢和能量代谢彼此交叉联系、互相转化,并保持在一个合理的动态平衡范围之内。当某种物质或能量代谢发生障碍,或过于旺盛时,平衡会朝不利于人体健康的方向发展,最后导致代谢性疾病的发生。糖、脂肪、蛋白质、嘌呤、金属元素等代谢障碍都会引起各类代谢性疾病。常见的代谢性疾病有糖尿病、低血糖症、酮症酸中毒、高脂血症、肥胖、痛风、蛋白质营养不良症、维生素缺乏病、骨质疏松症等。

代谢性疾病又分为先天性代谢障碍和后天获得性代谢障碍。

(一)先天性代谢障碍

先天性代谢障碍(congenital metabolic disorder)是由基因缺陷引起的代谢功能障碍病,属遗传性疾病,多为单基因遗传病,也可能涉及多个基因缺陷。多种物质代谢过程中均发现存在先天性代谢障碍。例如,家族性纯合子高胆固醇血症患者的组织细胞完全缺乏低密度脂蛋白受体,使低密度脂蛋白携带的胆固醇不能通过受体途径代谢,表现为血浆胆固醇浓度显著升高,可达$13\sim26$mmol/L。家族性杂合子高胆固醇血症患者的组织细胞有正常人一半的低密度脂蛋白受体,胆固醇可部分通过受体途径代谢,表现为血浆胆固醇浓度比正常值高,一般为 $7.8\sim13$mmol/L。又如糖原贮积症,由于缺乏分解糖原的某些酶,糖原积累于肝、肌肉、心、肾等组织中,引起肝、脾、肾肿大和高乳酸血症。再如铜蓝蛋白结合障碍,导致过多的铜沉积于肝、脑、肾和角膜中,属于典型的铜代谢障碍。这些代谢性疾病与人体基因直接相关,是先天性代谢障碍。另外,还有些遗传因素虽然不会直接导致代谢性疾病,但能使患者对某些不良外界因素的易感性较正常人高,从而易发生代谢性疾病。

【案例分析】

乙醛脱氢酶基因突变导致饮酒脸红

中国的饮酒文化历史悠久,大家一定注意到了身边有些人饮少量酒后就会脸红,甚至还把饮酒脸红看作酒量好的标志,这恰恰是一种误解。饮酒后,乙醇进入体内,肝中的乙醇脱氢酶负责将乙醇氧化为乙醛,生成的乙醛作为底物进一步在乙醛脱氢酶催化下转变为无害的乙酸,而乙酸可以进入三羧酸循环被氧化分解为二氧化碳和水排出体外,同时供应能量。当乙醛脱氢酶基因由于单碱基突变(G1510A)致 487 位残基由谷氨酸变为赖氨酸后,突变体的催化活性大大减弱,乙醛在体内积累导致"脸红",甚至还有"致癌"的风险。研究表明,中国人群中的这种突变发生频率高达 18%。

(二)后天获得性代谢障碍

后天获得性代谢障碍(acquired metabolic disorders)一般不发生代谢基因遗传缺陷,该病多与营养紊乱、生活习惯不佳、代谢减缓等因素有关,或起源于全身性疾病,与心血管、肺、肝、肾、内分泌等器官疾病有直接或间接的联系。

常见的如长期过量摄入或缺乏食物中的某些营养物质,引起相应的代谢性疾病。例如,长期高糖饮食、高脂饮食,使得糖脂代谢紊乱,进一步影响细胞对胰岛素的敏感性,诱发糖尿病和高脂血症。经常进食高胆固醇食物,易发生高胆固醇血症、动脉硬化和胆结石症。又如,食物中缺乏维生素会引起各类维生素缺乏症,体内尿酸过高会引起痛风等。

此外,一些药物也可导致代谢病,如抗癫痫药巴比妥钠、苯妥英钠可促进维生素 D 和 25-羟维生素 D 在肝内分解。长期服用这类药物后,血液中的维生素 D 和 25-羟维生素 D 浓度降低,继而血液中的钙、磷浓度降低,就会出现骨软化。

健康的饮食和生活习惯对预防和改善部分后天获得性代谢障碍具有重要意义。

(三)代谢综合征

代谢综合征(metabolic syndrome,MS)指人体含有两种及以上代谢异常的症状。中华医学会糖尿病学分会将人体中多种代谢异常情况集结存在的现象称为代谢综合征。这些异常包括糖尿病或糖调节受损、高血压、血脂紊乱、全身或腹部肥胖、高胰岛素血症伴胰岛素抵抗、微量白蛋白尿、高尿酸血症及高纤溶酶原激活抑制物等。代谢综合征患者是心脑血管疾病的高危人群。代谢综合征比单代谢病危害更大,治疗更复杂。

代谢综合征一般具有以下特点:①多种代谢紊乱集于一身,包括肥胖、高血糖、高血压、血脂异常、高血黏度、高尿酸、脂肪肝和高胰岛素血症等。②有共同的病理基础。研究发现,多数代谢紊乱与同一个因素有关,例如肥胖尤其是中心性肥胖可造成胰岛素抵抗和高胰岛素血症。③代谢综合征常具有共同的预防及治疗措施,往往防治住一种代谢紊乱,有利于其他代谢紊乱的防治。

目前世界各国代谢综合征的发生率呈上升趋势。据报道,目前中国每 8 个成人中至少有 1 人患有代谢综合征,这超过了其他任何一种疾病的患病率。美国一项最新的调查显示,25% 的美国人患有代谢综合征。另有报道显示,大部分糖尿病和约一半的心脑血管疾病,如心肌梗死、脑卒中、严重高血压,是由代谢综合征引起的。代谢综合征已成为糖尿病、心脑血管疾病最重要的致病因素,需引起充分关注和警惕。

二、代谢与代谢性疾病的研究

(一)研究代谢的意义

生物体是由简单的分子通过精密组装形成的复杂整体。要了解生命的奥秘,我们不但需要知道组成生物体的分子和中间代谢产物的分子结构和生物化学特性,更需要知道它们的动态变化、相互联系,以及在外界环境改变时各种分子之间的互动关系。例如,蛋白质是执行生物功能的基础分子,它们的功能受到细胞内外环境变化的调控。我们通过研究细胞内某些蛋白质的量和活性调节的机制与动态变化,可以了解细胞内某一部分功能正在发生的变化。假如蛋白质的动态变化使某项功能失效了,或者蛋白质的活性调节偏向另一个方向了,那么人体就有可能患病。再如,我们通过血糖监测来了解体内糖代谢的平衡。因此,代谢研究可以让我们认识到自己身上正在发生什么,进一步了解生命的奥秘;可以深入研究疾病发生的原因和机制,帮助人类预防、诊断和治疗疾病;可以为疾病诊治提供新靶点和新手段。

近年来,随着新技术的不断涌现,代谢研究已经向定量化、高通量的方向发展,出现了代谢组学的概念。代谢组学在 20 世纪 90 年代中期开始发展起来,是对某一生物或细胞中小分子代谢产物进行定性和定量分析的一门新学科。代谢及代谢组学研究已经成为人们发现生命化学物质基础和深入了解其分子机制的一个重要方向和手段。它将多个生物疾病事件用代谢途径关联起来,为研发新的疾病诊治方法提供了新机遇。代谢及代谢组学研究技术向临床的推进,可能在未来医学诊疗中将扮演重要角色。

(二)代谢性疾病的研究

全球流行性疾病调查研究发现,随着人类生活水平的提高,目前代谢性疾病的发生率正逐年上升,已成为危害人类健康的主要因素之一。除了糖尿病、酮症酸中毒、高脂血症、肥胖、痛风等常见代谢性疾病外,某些心脑血管疾病和肿瘤也被认为与长期的代谢紊乱有关。代谢性疾病的内容和内涵随着人类对细胞代谢和人体代谢的认识而不断扩展。例如,对肿瘤的认识,从代谢的角度看,内外环境的变化使得细胞内正常的代谢途径发生了重新编辑,朝着细胞向无限增殖和转移的方向发展,而这些变化的分子或代谢途径可能成为肿瘤诊断和治疗的靶标。从代谢的角度或用代谢的方法研究各种疾病的发生发展机制成为疾病研究的重要手段和方向。我们也期盼这些研究能给人类的健康生活带来新福音,开启疾病诊治新篇章。

1-4 肿瘤的代谢学认识

▉ 拓展阅读

人体新陈代谢的"谷歌地图"——"侦察 2"

科学家以人类基因组和系统生物学为基础,借助高效率计算机建立了广阔可交互的新陈代谢信息数据库。美国加州大学圣地亚哥分校和一个国际协会的研究人员在此基础上制作出迄今最全面的虚拟重建人体新陈代谢模型——"侦察 2"(Recon 2)。该模型使生物医学人员在研究人体新陈代谢网络时比以往更精确。

"侦察 2"可以将复杂的细节合并成一张互动的地图。例如,研究人员在观察肿瘤的生长代谢如何进展时,可以在该地图上放大个人代谢反应的精细图像,也可以缩小观察与其他代谢间的关系。就像谷歌地图汇集大量数据,把图片、地址、街道和交通流量融汇成用于导航的综合工具,该模型汇编了大量公开发表的文献资料和既有的代谢过程模式。

　　"侦察2"可以向研究人员多角度展示人体代谢网络,提供必要的背景数据。借助"侦察2",研究人员能够使用现有的基因数据库和整个代谢网络图,找到影响细胞生长的特定代谢途径,然后通过虚拟实验,验证哪些药物能够修复代谢失衡类疾病。"侦察2"将帮助个性化诊断和治疗的发展,确定特定基因表达及其代谢途径的靶向给药。

　　最新的"侦察2.2"版本发表于2016年,可以从网址 http://identifiers.org/biomodels.db/MODEL1603150001 中获得。

【课后作业】
　　1.请图示说明人体新陈代谢过程并圈出关键事件及发生部位。
　　2.列一列你及家人存在的代谢性疾病清单。

第二章 | 脂代谢

课前思考题

1. 为什么上了年纪的人容易发胖?
2. 美国食品药品管理局(FDA)为什么取消胆固醇摄入限制标准?
3. 减肥药"曲美"胶囊曾经在市场上风靡一时,因何缘故被下架了?
4. 除了白色脂肪外,还有其他脂肪组织吗? 它们的功能又是什么呢,与白色脂肪组织有什么区别?

重要知识点

1. 脂代谢概念及过程。
2. 胆固醇在人体内的代谢及作用。
3. 高密度脂蛋白(HDL)和低密度脂蛋白(LDL)的含义与临床意义。
4. 肥胖与减肥药,高血脂与动脉粥样硬化。

2-1 PPT

第一节 人体脂代谢

一、脂的概念

我们常说的脂类(lipid),又称脂质,化学性质上它是一类不溶于水而能被乙醚、氯仿、苯等非极性有机溶剂抽提出的化合物的统称。脂类包括甘油三酯和类脂(图 2-1)。在常温下,有些脂类呈固态,如动物脂肪,有些呈液态,如植物油。

脂类是人体需要的重要营养素之一,它与蛋白质、碳水化合物一起构成细胞三大营养素,在人体能量供给方面起着重要作用,是人体能量的储备库。此外,脂类也是人体细胞组织的组成成分,

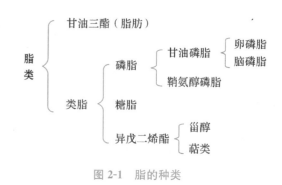

图 2-1 脂的种类

如细胞膜、神经髓鞘等都必须有脂类成分参与。同时,脂类还具有维持体温、保护内脏的功能。一些激素和激素前体也属于脂类物质。

二、脂类的消化、吸收和运输

从食物中摄入的脂类物质以甘油三酯为主,除此以外还有少量的磷脂、胆固醇和一些游离脂肪酸。

脂类的消化及吸收主要在小肠内进行。通过小肠蠕动,胆汁中的胆汁酸盐使食物脂类乳化,分散成水包油的小胶体颗粒,以提高脂溶解度,以及酶与脂类的接触面积。在水油界面上,分泌入小肠的胰液中包含的酶类对食物中的脂类进行消化。这些酶包括胰脂肪酶、辅脂酶、胆固醇酯酶和磷脂酶等。

食物中的甘油三酯被乳化后,在辅脂酶的协助下被脂肪酶消化,生成 2-单酰甘油和脂肪酸。

食物中的磷脂被磷脂酶 A_2 催化降解,生成溶血磷脂和脂肪酸。

食物中的胆固醇酯被胆固醇酯酶催化降解,生成胆固醇及脂肪酸(图 2-2)。

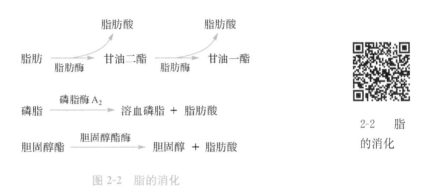

2-2　脂的消化

图 2-2　脂的消化

各种脂类经胰液中的酶类消化后生成甘油一酯、脂肪酸、胆固醇及溶血磷脂等产物,与胆汁乳化成极性较强、体积小的混合微团,可被肠黏膜细胞直接吸收。

脂类的吸收主要在小肠的十二指肠下段和空肠。甘油及中短链脂肪酸可直接被小肠黏膜细胞吸收,通过门静脉进入血液。长链脂肪酸及其他脂类消化产物随微团吸收入小肠黏膜细胞。在小肠黏膜细胞内,长链脂肪酸和辅酶 A(CoA)在脂酰 CoA 合成酶催化下,生成脂酰 CoA。脂酰 CoA 在转酰基酶作用下,与甘油一酯、溶血磷脂和胆固醇重新生成相应的甘油三酯、磷脂和胆固醇酯(图 2-3)。生成的甘油三酯、磷脂、胆固醇酯及少量胆固醇,与细胞内载脂蛋白构成乳糜微粒,通过淋巴系统最终进入血液循环,运输到人体的各个组织与细胞。

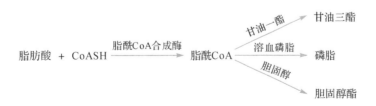

图 2-3　脂在小肠黏膜细胞中的重新生成

三、甘油三酯的分解代谢和合成代谢

（一）甘油三酯的分解代谢

最常见的脂是甘油三酯，它能被细胞中的脂肪酶和单脂酶彻底水解成甘油和脂肪酸。甘油通过糖的分解代谢途径可彻底分解成二氧化碳和水。脂肪酸的降解途径有多种，最主要的是β氧化降解。

长链脂肪酸在线粒体外先进行活化，内质网和线粒体外膜上的脂酰CoA合成酶催化脂肪酸活化，生成脂酰CoA。脂酰CoA通过穿梭系统进入线粒体中。

脂酰CoA在线粒体脂肪酸氧化酶系帮助下进行β氧化，每次氧化失去1个二碳单位，生成1分子乙酰CoA。乙酰CoA再经三羧酸循环氧化分解成二氧化碳和还原性物质NADH（烟酰胺腺嘌呤二核苷酸，还原型，简称还原型辅酶I）及$FADH_2$（黄素腺嘌呤二核苷酸，还原型）。还原性物质NADH和$FADH_2$通过呼吸链将电子传递给氧生成水，传递电子过程中释放能量促进生成ATP分子。

因此，脂肪酸的经典分解代谢首先是在线粒体外活化，然后进入线粒体内，线粒体内包括脂肪酸β氧化生成乙酰CoA、乙酰CoA进行三羧酸循环和还原性物质NADH、$FADH_2$进入呼吸链三大步骤。以1分子十六碳的硬脂酸为例，在线粒体内彻底氧化生成二氧化碳、水和106个ATP分子。甘油三酯分解代谢产生的能量很大一部分被储藏在能量的通用货币ATP分子中，适时供给生命活动的各种需求（图2-4）。

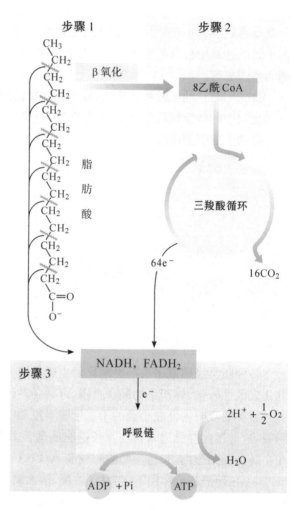

图2-4　脂肪酸彻底氧化三大步骤

（二）酮体的生成和利用

甘油三酯分解代谢还有一种特殊的重要代谢产物，即酮体。它是乙酰CoA在肝脏及肾脏细胞中的另外一条去路，即在肝脏或肾脏细胞中生成乙酰乙酸、D-β-羟丁酸和丙酮，这三者统称为酮体。酮体在肝脏中生成，但不能在肝脏中分解利用。对于肾、心肌、脑等组织，酮体是重要的能源。肝脏中生成的酮体经血液运送到肝外这些组织，重新被分解成乙酰CoA，然后通过线粒体三羧酸循环和氧化磷酸化途径产生所需能量。

【案例分析】

酮血症和酮尿症

酮体是正常代谢产物,但过量的酮体对人体有害。当肝内酮体的生成量超过肝外组织的利用能力时,可使血中酮体升高,称酮血症,如果尿中出现酮体升高称酮尿症。酮体中的丙酮对神经系统有毒害,同时乙酰乙酸和 D-β-羟丁酸可使血液 pH 降低而产生"酸中毒"。酮体生成增多常见于饥饿、妊娠中毒症、糖尿病等情况。低糖高脂饮食也可使酮体生成增多。尿液及血液中酮体含量检测可反映人体的酮体代谢状况。

(三)甘油三酯的合成代谢

生物体内脂类在分解代谢的同时也在进行合成代谢,特别是在高等动物的肝脏、肠、脂肪组织和乳腺中,脂类的合成代谢十分活跃。脂肪合成的直接原料是甘油和脂肪酸。甘油主要来源于糖代谢的中间产物,脂肪酸主要来源于乙酰 CoA 的从头合成。此外,由食物消化吸收以及原有的甘油和脂肪酸也可作为合成脂肪的原料。

我们来比较一下细胞内脂肪酸的合成与脂肪酸降解途径的不同。两者步骤完全不同,发生的部位也不同,各个步骤所需的酶、底物及产物也完全不同。脂肪酸分解代谢释放能量,脂肪酸合成代谢需要消耗能量和还原力(表 2-1)。

表 2-1 脂肪酸合成与脂肪酸降解的比较

区别点	合成(十六碳软脂酸)	分解(β 氧化,十六碳软脂酸)
亚细胞部位	胞浆	线粒体
酰基载体	ACP	CoASH
二碳片段	丙二酰 CoA	乙酰 CoA
还原当量	NADPH	FAD、NAD$^+$
HCO$_3^-$ 和柠檬酸	需要	不需要
能量变化	消耗 7 个 ATP+14 个 NADPH	产生 106 个 ATP

注:ACP:酰基载体蛋白;CoASH:辅酶 A(含活性巯基);NADPH:烟酰胺腺嘌呤二核苷酸磷酸,还原型;FAD:黄素腺嘌呤二核苷酸,氧化型;NAD$^+$:烟酰胺腺嘌呤二核苷酸,氧化型;丙二酰 CoA:丙二酰辅酶 A;乙酰 CoA:乙酰辅酶 A;ATP:腺苷三磷酸。

• 必需脂肪酸

人和动物组织中含有不饱和脂肪酸,主要为软油酸、油酸、亚油酸、亚麻酸、花生四烯酸等。软油酸和油酸可由相应的脂肪酸活化后经去饱和酶催化脱氢生成。亚油酸、亚麻酸、花生四烯酸等在体内不能合成或合成不足,但又是人体不可缺少的,必须通过食物供给,因此称为必需脂肪酸。

被明确定义的人体必需脂肪酸有两类:一类是以 α-亚麻酸为母体的 ω-3 系列多不饱和脂肪酸;另一类是以亚油酸为母体的 ω-6 系列不饱和脂肪酸。人体摄入 α-亚麻酸后,可以代谢出二十碳五烯酸(EPA)和二十二碳六烯酸(DHA)。人体摄入亚油酸后,可以代谢出 γ-亚麻酸及花生四烯酸。

必需脂肪酸是磷脂的重要组成部分,ω-3 系列必需脂肪酸在脑磷脂中含量很丰富,与大脑发育及功能相关,同时必需脂肪酸也是合成前列腺素、血栓素及白三烯等类二十烷酸的前体物质。

四、磷脂

磷脂最早于 1812 年从人脑中发现,1844 年从蛋黄中分离获得,1850 年按希腊文 lekithos

（蛋黄）命名为 lecithin。

磷脂是一类含有磷酸的脂类，机体中主要含有两大类磷脂：由甘油构成的磷脂称为甘油磷脂；由神经鞘氨醇构成的磷脂称为鞘氨醇磷脂，简称鞘磷脂。它们具有由磷酸相连的取代基团构成的亲水头和由脂肪酸链构成的疏水尾。磷脂是生物膜的主要成分，它的亲水头和疏水尾构成了膜的磷脂双分子层（图 2-5）。在生物膜中磷脂的亲水头位于膜表面，而疏水尾位于膜内部。

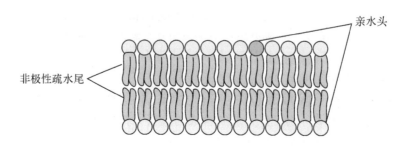

图 2-5　生物膜中的磷脂双分子层

人体所有细胞都含有磷脂，它的功能与生物膜系统、神经系统及脂质的运输等密切相关。

甘油磷脂是磷脂类的代表。根据头部极性基团的不同，可分为磷脂酰胆碱、磷脂酰乙醇胺、磷脂酰丝氨酸、磷脂酰肌醇、磷脂酰甘油、甘油磷脂酸等，其中磷脂酰胆碱又称卵磷脂，磷脂酰乙醇胺又称脑磷脂。

鞘磷脂是由神经酰胺的 C1 羟基上连接了磷酸胆碱构成的鞘脂（图 2-6）。鞘磷脂是动物细胞膜及其他各种生物膜的重要组成成分。它在包裹神经细胞轴突的髓鞘中含量特别丰富，它构成的多层膜结构对神经纤维起保护和绝缘作用。此外，鞘磷脂是哺乳动物血浆中第二丰富的磷脂，可见于所有的主要脂蛋白中。有研究发现，动脉粥样硬化病变中鞘磷脂的含量高于正常动脉组织。

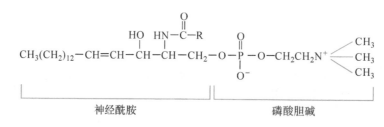

图 2-6　鞘磷脂结构

磷脂的降解与合成途径都需要特定的酶参与。当参与磷脂代谢的酶发生异常时，会产生严重的代谢性疾病。

五、胆固醇

胆固醇是真核生物中常见的第三类膜脂，也是真核生物膜的重要组成成分，同时它又是类固醇激素和胆汁酸的前体。

胆固醇是一种环戊烷多氢菲的衍生物，有一个由 4 个稠环组成的环形核，其中 3 个环是 6 碳环（A、B 和 C 环），一个环是 5 碳环（D 环）（图 2-7）。

经同位素标记实验显示，胆固醇及其衍生物的碳原子都来源于细胞中的乙酰 CoA，同时胆固醇的合成需要还原力以及能量。除脑组织和成熟红细胞外，几乎全身各组织均可合成胆固醇，肝脏的合成能力最强，占总量的 3/4 以上。体内胆固醇合成过程复杂，有近 30 步酶促反应，合成

图 2-7　胆固醇结构

过程中的关键酶是 HMG-CoA 还原酶,全称是 3-羟基-3-甲基戊二酸单酰辅酶 A 还原酶。HMG-CoA 还原酶因此也成为治疗严重高胆固醇血症的药物靶点,临床上常用的他汀类降血脂药物就是 HMG-CoA 还原酶的抑制剂。

　　胆固醇是真核生物细胞膜的重要组成成分,占细胞膜脂类的 20% 以上。研究表明,温度高时,胆固醇能阻止膜脂双分子层的无序化;温度低时又可干扰其有序化,阻止液晶的形成,保持其流动性。因此,胆固醇对维持生物膜的流动性,维持细胞的正常生理功能非常重要。

2-3　　以 HMG-CoA 还原酶为靶点的他汀类药物

　　人体胆固醇有两个来源:一个是肝细胞以乙酰辅酶 A 为原料从头合成内源性胆固醇,这是人体胆固醇的主要来源,占一半以上;另一个是从食物中获得外源性胆固醇,主要来源于肉类、动物内脏、蛋黄和奶油等。

　　胆固醇可转变成胆汁酸。胆汁由肝脏合成储存于胆囊内,经释放进入小肠,与被消化的脂肪混合。胆汁的功能是将大颗粒的脂肪乳化成小微粒,使其易于与小肠中的酶作用。85%～95% 的胆汁在小肠被重新吸收入血液回到肝脏,剩余的 5%～15% 胆汁随粪便排出体外。肝脏通过胆固醇的转变来产生新的胆汁酸。

　　胆固醇可转变为激素。激素是协调多细胞机体中不同细胞代谢作用的化学信使,参与机体内各种物质,包括糖、蛋白质、脂肪、水、电解质和矿物质等的代谢,对维持人体正常生理功能十分重要。人体的肾上腺皮质和性腺所释放的各种激素,如皮质醇、醛固酮、睾酮、雌二醇以及维生素 D 都属于类固醇激素,其前体物质就是胆固醇(图 2-8)。

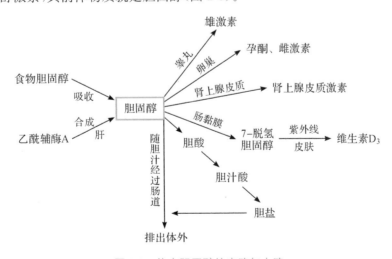

图 2-8　体内胆固醇的来路与去路

　　虽然胆固醇在体内有着广泛的生理作用,但当其过量时会导致高胆固醇血症,对机体产生不利影响。现代研究发现,动脉粥样硬化、静脉血栓形成、胆石症与高胆固醇血症有密切的相关性。高胆固醇血症是导致动脉粥样硬化的一个重要诱因。

【案例分析】

胆固醇含量是否越低越好？

高胆固醇固然对身体不利，但胆固醇过低同样会影响健康。若血内胆固醇水平过低，会使细胞膜的稳定性减弱，导致细胞膜弹性降低，血管壁脆性增加。另外，胆固醇是体内合成类固醇激素的重要原料，它在体内代谢后可转化为孕醇酮，再由孕醇酮合成皮质激素、孕酮、雄激素及雌激素等。这些激素对调节糖、脂肪和蛋白质三大物质以及水和电解质的代谢，对应激性反应、免疫功能均有重要影响。如果胆固醇水平过低，往往会导致皮质激素合成减少，从而导致应激能力减弱，免疫力降低，使正常的抗病能力下降；或者导致性激素合成减少，影响正常生理功能，不利于人体健康。

【案例分析】

为什么美国膳食指南取消胆固醇摄入量限制？

每日胆固醇摄入量是否需要限制？普通人能不能每天吃鸡蛋？曾有一段时间，大家"谈胆色变"，对日常鸡蛋饮食产生顾虑。自 1977 年以来，美国膳食指南中的六项核心要点之一是控制每日胆固醇摄入量少于 300mg。但在 2015 年美国膳食指南中取消了限制胆固醇摄入量的建议，原因是人体内胆固醇的主要来源是以其他物质为原料在体内自身合成的，而饮食中胆固醇摄入量与体内高密度脂蛋白胆固醇（HDL-C）和低密度脂蛋白胆固醇（LDL-C）这两个心血管事件的风险提示指标的关系尚不明确。研究表明，食源性胆固醇摄入确实会引起血液胆固醇含量的增加，但只是轻微的影响。合适的标准尚需进一步研究。因此，建立标准、修改标准、进一步探索新标准，体现的是一种科学态度。

六、血浆脂蛋白

血液中脂类与蛋白质结合在一起形成的脂质—蛋白质复合物，称为血浆脂蛋白。脂蛋白是血脂在血液中存在、转运及代谢的形式。脂蛋白中的脂类与蛋白质之间多数是通过脂质的非极性部分与蛋白质组分之间以疏水性相互作用结合在一起的。可用溶解特性、离心沉降行为和化学组成等来鉴别不同种类的脂蛋白。

脂蛋白根据密度大小可分为乳糜微粒（chylomicrons，CM）、极低密度脂蛋白（very low density lipoproteins，VLDL）、中间密度脂蛋白（intermediate density lipoproteins，IDL）、低密度脂蛋白（low density lipoproteins，LDL）和高密度脂蛋白（high density lipoproteins，HDL）。

乳糜微粒（CM）在小肠黏膜细胞中生成。食物中的脂类在细胞滑面内质网上经再酯化后与粗面内质网上合成的载脂蛋白构成新生的乳糜微粒，经高尔基复合体分泌到细胞外，通过淋巴循环最终进入血液。CM 的功能是从小肠运输甘油三酯和胆固醇酯到其他组织，特别是甘油三酯，在 CM 中的含量在 80% 以上。

极低密度脂蛋白（VLDL）在肝脏中生成，功能是将脂类从肝脏运输到其他组织中，当 VLDL 被运输到全身组织时，被分解为三酰甘油、脱辅基蛋白和磷脂，最后 VLDL 转变为低密度脂蛋白。

高密度脂蛋白（HDL）是血清中颗粒密度最大的一组脂蛋白，富含磷脂。HDL 的代谢相当复杂，涉及许多代谢通路。肝脏是合成分泌 HDL 的主要部位，其次是小肠，新合成的 HDL 外形呈圆盘形,几乎不含胆固醇酯,之后由于胆固醇酯在其上的积聚形成球状颗粒。HDL的主要作用目前被认为是将肝脏以外组织中的胆固醇转运到肝脏进行分解代谢。很长一段时间以来,HDL被认为是抗动脉粥样硬化因子,被理解为是"好胆固醇"。

低密度脂蛋白(LDL)是由乳糜微粒(CM)与极低密度脂蛋白(VLDL)在血液中转化而来的。低密度脂蛋白的组成成分按重量计,胆固醇占40%～50%,甘油三酯占8%～12%。低密度脂蛋白为球形颗粒,核心含胆固醇酯及少量甘油三酯,外层为磷脂、游离胆固醇及蛋白质。低密度脂蛋白的主要功能是运输胆固醇,将胆固醇从肝脏运送到外周血液,调节周围组织胆固醇合成,被认为是动脉粥样硬化的危险因素之一,因此被通俗地理解为"坏胆固醇"。肝脏及周围组织细胞膜上低密度脂蛋白受体缺陷或活性降低,会影响低密度脂蛋白的正常清除。

脂蛋白中与脂类结合的蛋白质称为载脂蛋白,载脂蛋白在肝脏和小肠黏膜细胞中合成。目前已发现了十几种载脂蛋白,结构与功能研究比较清楚的有apoA、apoB、apoC、apoD与apoE五类(表2-2)。每一类脂蛋白又可分为不同的亚类,如apoB分为B100和B48;apoC分为CⅠ、CⅡ、CⅢ等。载脂蛋白的分子结构上具有一定特点,往往含有较多的双性α-螺旋结构,分子的一侧极性较高,可与水、磷脂或胆固醇极性区结合,构成脂蛋白的亲水面,分子的另一侧极性较低,可与非极性的脂类结合,构成脂蛋白的疏水核心区。载脂蛋白的主要功能是稳定血浆脂蛋白结构,作为脂类的运输载体。

除此以外,有些脂蛋白还可作为酶的激活剂,如apoAⅠ可激活卵磷脂胆固醇脂酰转移酶,apoCⅡ可激活脂蛋白脂肪酶。有些脂蛋白也可作为细胞膜受体的配体,如apoB48,apoE参与肝细胞对CM的识别,apoB100可被各种组织细胞表面LDL受体所识别等。

表2-2　血浆脂蛋白组成

		CM	VLDL	LDL	HDL
脂蛋白组成	相对密度	<0.95	0.95～1.006	0.95～1.006	1.063～1.210
	脂类	含甘油三酯最多,80%～90%	含甘油三酯50%～70%	含胆固醇及胆固醇酯最多,40%～50%	含脂类50%
	蛋白质	最少,1%	5%～10%	20%～25%	最多,约50%
	载脂蛋白组成	apoB48、E AⅠ、AⅡ AⅣ、CⅠ CⅡ、CⅢ	apoB100、 CⅠ、CⅡ CⅢ、E	apoB100	apoAⅠ AⅡ、AⅣ CⅠ、CⅡ CⅢ、E、D

拓展阅读

关于 HDL 的新认识

一直以来,HDL-C被认为是"好胆固醇",LDL-C被认为是"坏胆固醇"。在临床流行病学研究中,由于他汀类药物的发现和应用,人体LDL-C水平已能降到自然状态的低极限(<70 mg/dl,1.8mmol/L),即使这样,他汀类药物也只能降低25%～40%的心血管病事件,仍然有60%～75%的事件不能单纯靠降低LDL-C来预防。这提示我们需要寻找新的治疗目标。那么是否可以将升高HDL-C作为冠心病的主要治疗靶点呢?

近些年来的研究提示HDL-C的成分差异使其功能也存在较大的差异,HDL-C水平并不一定代表胆固醇逆转运的速率。HDL-C是否是"好胆固醇"仍存在疑惑。如最近的胆固醇酯转运蛋白抑制剂(torcetrapib)治疗冠心病高危人群的研究,虽然HDL-C升高显著,但治疗组死亡例数反而增加,这向单纯升高HDL-C水平作为治疗目标的策略提出了挑战。

阐明 HDL-C 各个载脂蛋白的特定功能,可能才是最重要的方向,可协助解释 HDL-C 如何与心血管疾病风险相关联。同样,更详细地理解 HDL 的脂类组学可能引出更好的心血管疾病的脂类标志物。HDL 的功能需要进一步在大规模的临床试验中去确认,确定它们在预测心血管疾病进展上的价值,以及如何作为药物开发的生物标志物。脂蛋白组学的细化研究将是未来诊断治疗心血管疾病的重要途径。

第二节　脂代谢相关疾病与研究

一、肥胖

(一)肥胖成为全世界流行病

2014 年,权威医学期刊《柳叶刀》(*The Lancet*)刊载了一份关于世界肥胖人口大规模研究报告,对 1980 年至 2013 年间 188 个国家和地区的人口肥胖和超重进行了研究。报告显示,1980 年至 2013 年全球肥胖和超重人口数量和比例一直在增加。全球肥胖和超重总人口已由 1980 年的 8.57 亿人增至 2013 年的 21 亿人,成人肥胖和超重人口增加了 27.5%,儿童肥胖和超重人口增加了 47.1%。肥胖人口超过一半生活在美国、中国、德国、印度、俄罗斯、巴西、墨西哥和印度尼西亚等 10 个国家。超重和肥胖已不仅仅是发达国家才有的问题,全球 62% 的肥胖人口集中在发展中国家,并且发展中国家超重和肥胖增长率持续增加。同时,数据显示全球女性肥胖率高于男性。

根据世界卫生组织 2015 年发布的《世界卫生统计 2015》,2014 年全球肥胖人口占 13%,其中男性肥胖率为 10.7%、女性肥胖率为 15.2%。18 岁及以上成年人口中超重人口占 39%,其中男性为 39%、女性为 40%;5 岁以下儿童人口超重率为 6.3%。

肥胖会引起一系列慢性疾病。2015 年世界卫生组织报告称,超重和肥胖成为全球死亡率和慢性病发生率持续增高的重要因素之一,并且大大提高了成年人心脑血管疾病和癌症的发生风险。超重和肥胖是导致以下四类常见健康问题的重大风险因素:①心血管疾病(主要包括心脏病和卒中);②糖尿病;③肌肉骨骼疾病(特别是骨关节炎);④某些癌症(子宫内膜癌、乳腺癌和结肠癌等)。

儿童肥胖趋势也带来了极大的健康隐患。儿童期肥胖会使成年期肥胖、早逝和残疾的发生率增高,还会引起生长发育延缓、慢性病等。对于肥胖儿童,还会经历呼吸困难、骨折风险升高、高血压、心血管疾病的早期征兆、胰岛素抵抗及心理影响等问题。

世界卫生组织因此将肥胖认定为影响健康的十大危险因素之一,其潜在的健康问题很多,也给社会和家庭带来巨大的经济和心理负担。

【案例分析】

中国人离肥胖远吗?

流行病学资料显示,中国人群不再是低体重指数(BMI)的瘦小人群,超重和肥胖者大量出现。中国已成为肥胖人口数第二大国,至 2015 年肥胖人口比例已大于 5%。我国与欧美人种相比,肥胖人群以腹型肥胖居多,BMI 较低时就可能造成严重危害,因此更需及早预防和干预。

（二）肥胖的定义

肥胖是如何定义的？用专业术语解释就是体内脂肪细胞的体积和细胞数量增加，致体脂占体重的百分比异常增高，以在某些身体部位过多沉积脂肪为特点。经多年的现代科学与临床研究，目前已经明确肥胖是由多种因素引起的慢性代谢性疾病。

体重指数（BMI）是成人超重和肥胖最常用的衡量指标。

体重指数（BMI）＝体重（kg）÷身高（m）÷身高（m）

世界卫生组织将"超重"界定为体重指数$\geqslant 25kg/m^2$，将"肥胖"界定为体重指数$\geqslant 30kg/m^2$。同样的体重指数，中国人的脂肪含量高于白种人，因此需要更严苛的肥胖判断标准。我国将肥胖指标调整为：$BMI \geqslant 24kg/m^2$ 者，为超重，$BMI \geqslant 28kg/m^2$ 者，为肥胖。

东亚人多腹型肥胖。腹型肥胖是指脂肪主要沉积在腹腔内脏，又称中心型肥胖或苹果型肥胖。2016 年全球肥胖指南指出，东亚、东南亚和南亚地区的男性腰围为 85cm、女性腰围为 80cm 即可考虑腹型肥胖。

（三）肥胖的发生机制

肥胖的发生是否具有相应的生理机制呢，还是纯粹与"吃"有关？现代科学研究发现肥胖存在超越个人意志的遗传学和神经生物学基础。

1. 瘦素及其受体

1953 年，肯尼迪提出在下丘脑与机体脂肪组织间可能存在一种尚未被识别的信号反馈机制，这种机制使人和动物机体的重量保持相对平衡。1994 年，美国洛克菲勒大学的杰弗瑞·弗里德曼和他的同事们利用现代遗传学手段探索多年后找到了能够抑制食欲和控制体型的蛋白因子，命名为瘦素（leptin）。同时，千禧年制药公司找到了瘦素的受体。瘦素受体蛋白高度集中在动物的下丘脑区域。白色脂肪组织分泌瘦素，通过血液进入大脑后被其受体识别。大脑感受到瘦素信号后，会产生"饱"信号去抑制食欲。因此，瘦素与瘦素受体这一对蛋白在基因水平和蛋白水平的变化会影响人类的进食与体型。当瘦素分泌过少或瘦素受体分泌过少或敏感度降低时，会导致生理性肥胖（图 2-9）。

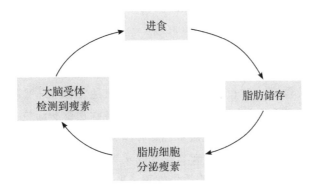

图 2-9　瘦素与瘦素蛋白对体重的负反馈调控

2. 棕色脂肪的研究

人体内存在棕色和白色两种脂肪。白色脂肪组织广泛分布在体内皮下组织和内脏周围，主要功能是将体内过剩的能量以中性脂肪的形式储存起来，以供机体在需要的时候重新分解使用。棕色脂肪组织呈棕色，其特点是组织中有丰富的毛细血管，脂肪细胞内散在分布着许多小脂滴，线粒体大而丰富，核圆形，位于细胞中央，又称为多泡脂肪细胞。棕色脂肪主要分布在人体的肩胛骨间、颈背部、腋窝、纵隔及肾脏周围。体内白色脂肪的积累与能量储存和肥胖有关，而棕色脂肪则与脂肪的分解和产热耗能有关。

棕色脂肪量在人的生长发育过程中是在不断发生变化的,婴幼儿期所占比例较高,随着年龄的增长,体内棕色脂肪量逐渐减少。成年人体内棕色脂肪的重量一般都低于体重的2%。棕色脂肪组织细胞内含大量的线粒体,细胞间含丰富的毛细血管和大量交感神经纤维末梢,共同组成完整的产热系统。它通过脂肪酸的非偶联氧化磷酸化分解产热,当机体进食或遇寒冷刺激时产热加速。因此,棕色脂肪组织活性增强有助于机体能量消耗,保持机体正常体型。有研究发现,随着人体体重指数(BMI)的增高,体内活跃棕色脂肪细胞数量明显减少。因此,个体棕色脂肪细胞的活跃度以及数目可能是影响肥胖的重要生理性因素。棕色脂肪组织在肥胖发生过程中所起的作用和机制仍在研究中。

2-4　棕色脂肪在人体的分布

拓展阅读

白色脂肪、棕色脂肪和米色脂肪

哺乳动物脂肪组织可分为两类,即白色脂肪组织(white adipose tissue,WAT)和棕色脂肪组织(brown adipose tissue,BAT),两者具有不同的解剖位置、结构及功能。

WAT由大量白色脂肪细胞聚集而成。脂肪细胞外形为乳白色或者淡黄色,呈圆形或者卵圆形;细胞中央有一大脂滴,约占细胞体积的90%。脂肪细胞内线粒体含量较少。此外,WAT还是一个重要的内分泌器官,可分泌瘦素(leptin)、脂联素(adiponectin)、抗素(resistin)、甘油醛-3-磷酸脱氢酶(glyceraldehyde-3-phosphate dehydrogenase,GAPDH)等多种生物活性因子。

BAT是哺乳动物震颤性产热的主要场所,线粒体中含有大量解偶联蛋白1(uncoupling protein 1,UCP1),当机体处于低温环境时,外界信息经传入神经进入体温调节中枢,兴奋交感神经促进产热,维持体温。

研究发现,当机体交感神经兴奋时,如运动或处于低温环境,白色脂肪会发生棕色化,转变成一种新型脂肪:米色脂肪(beige adipocytes)。同棕色脂肪一样,米色脂肪也具有产热功能,这为肥胖等代谢病的防治提供了新的靶点。

棕色脂肪和米色脂肪细胞一个关键的区别在于,棕色脂肪细胞表达高水平UCP1。UCP1具有极强氧化性,可解偶联线粒体呼吸链,氧化代谢底物,使电子在传递过程中形成电位差,从而使化学能以热能形式释放。而米色脂肪细胞通常低表达UCP1。然而,米色脂肪细胞在寒冷等刺激后可以产生高水平的UCP1,燃烧热量效率会与棕色脂肪细胞一样。

由于白色脂肪细胞在一定条件下可向米色脂肪细胞转变,因此激活米色脂肪、使白色脂肪米色化成为肥胖等代谢性疾病治疗的新靶点。近期发现的多条信号通路以及细胞自噬等对白色脂肪米色化有激活作用,为米色脂肪的活化提供了更广阔思路。

(四)肥胖药物治疗研究

目前,治疗肥胖药物的作用机制大致分为三类:一是抑制中枢性食欲;二是抑制肠道消化吸收;三是增进能量消耗加速代谢。迄今还没有非常完美的减肥药物。历史上使用过的肥胖药物,有些因为副作用而被禁,有些则因为不尽如人意而被淘汰。

1. 安非他命和芬芬

安非他命(amphetamine)起源于中国传统中草药麻黄。日本化学家长井长义于1885年提纯了麻黄中的有效成分麻黄碱。1887年,罗马尼亚化学家人工合成了麻黄碱。随后化学家们很快合成了一系列结构上与麻黄碱非常相似的小分子化合物。1929年,美国化学家戈登·埃利斯试验各类麻黄碱类似物的作用功效,他将自己当作小鼠,从化合物中挑选了一个衍生物,在自己身上做了试验,这种药就是安非他命。安非他命能使人保持亢奋状态,但很快发现,安非他命会产生严重的依赖性和戒断反应,是危险的兴奋剂和毒品。从20世纪60年代开始,世界各国政府开始限制使用安非他命。

化学家继续通过化学修饰改变安非他命的结构,试图从中找到一种既可以保持减肥功效,又能降低其成瘾性的药物,几年后合成出一种名为芬氟拉明的化学物质。芬氟拉明同样具备抑制食欲和减肥的功效,但成瘾性与危害性降低了许多,但芬氟拉明减肥效果不佳,且具有其他诸如恶心、头痛等副作用。

1992年,美国罗切斯特大学教授迈克尔·温特劳布发现,将芬氟拉明与芬特明结合有很好的减肥效果,临床试验发现,减肥效果从原本3％提高到15％。迈克尔·温特劳布教授为这款联合药物命名为芬芬。但后来数以百计的服药者被查出患上了心血管疾病,美国食品药品管理局(FDA)于1997年将芬氟拉明强行退市。

2.瘦素减肥药

1994年,美国洛克菲勒大学教授杰弗瑞·弗里德曼发现瘦素以后,曾期望将瘦素做成新型减肥药,但瘦素在研发阶段的人体试验中并没有获得预期的效果。制药巨头安进公司的研究数据显示,尽管注射瘦素的肥胖症患者短时间内体重下降了,但效果很快就消失了,而且还有持续反弹的情况。多次试验得出的结果都一样,制药公司停止了这些试验,瘦素减肥药宣告失败。

3.西布曲明和"曲美"胶囊

西布曲明是吲哚类衍生物,1997年美国FDA批准上市,有一定的抑食减肥功效。中国曾经风靡一时的减肥药"曲美"胶囊主要作用成分就是西布曲明。但后来发现西布曲明给部分患者带来了严重的心血管疾病副作用,如卒中、心脏病发作等,因此后来被各国禁用,"曲美"胶囊也因此下架。

4.CB1受体拮抗剂利莫那班

大麻素受体1(human cannabinoid receptor 1, CB1)主要位于脑、脊髓与外周神经系统中,又称中枢型大麻素受体。一直以来,CB1是治疗疼痛、炎症、肥胖症以及药物滥用的潜在药物靶点。法国Sanofi-Synthelabo公司开发了一种选择性内源性大麻素CB1受体拮抗剂利莫那班(rimonabant),临床试验表明减肥效果明显,并伴有促进患者戒烟,显著升高HDL,降低甘油三酯,并增加机体对胰岛素的敏感性的效果,2006年,获得欧洲医学委员会(EMA)的上市批准;但很快,美国FDA却发现该药物可能引发焦虑、抑郁、自杀倾向等精神方面的副作用而被禁用。

5.氯卡色林

科学家们了解到芬氟拉明之所以抑制食欲,是因为它能激活一个特殊的5-羟色胺受体蛋白。5-羟色胺系统成为研发新的减肥药物的靶标。2012年,美国FDA经过谨慎的反复评估,氯卡色林作为新的减肥药物被批准上市,它的功效和副作用还需要大量的临床证据来评估。

6.奥利司他

减肥药的另一个设计思路是试图减少身体对能量的吸收,即让吃进肚子的食物减少消化和吸收,既能保持我们的食欲,又能保证体重不增加。例如奥利司他,就是根据抑制身体对营养物质的吸收而设计的。奥利司他是消化系统中脂肪酶的抑制剂,能抑制脂肪的水解和吸收。临床试验中,奥利司他能够减少30％左右的脂肪吸收,能让30％～50％的肥胖者减轻5％的体重,效果虽然不显著,但对神经系统相对安全,是一种温和的减肥药物。1998年,这种药物通过临床试验进入临床应用。但奥利司他因阻止脂肪分子分解，导致服用奥利司他的患者的粪便油腻，有时候排便会难以控制，给患者的日常生活带来诸多不便。

7.激活棕色脂肪组织的药物

棕色脂肪组织的研究启发了另一条减肥药物的研发思路。棕色脂肪组织的功能不是储存脂肪，而是燃烧和消耗脂肪。棕色脂肪组织周围含有大量的交感神经纤维末梢。当环境温度下降时，位于皮肤深层的感觉神经首先感觉到冷，之后利用神经信号将这一信息传导给大脑深处位于下丘脑的温度调节中枢，让大脑"感觉"到了寒冷，然后这一中枢再继续将温度信息传递给交感神经系统，"通知"棕色脂肪去开启"火炉功能"。这些信息提示我们，如果我们能够找到一种药物，能模拟交感神经系统的"通知"信号，就能够直接激活棕色脂肪来消耗身体能量。目前发现交感神经系统的"通知"信号与两种小分子化学物质（肾上腺素和去甲肾上腺素）有关。与此相对应，在棕色脂肪细胞的表面富集着一种特殊的肾上腺素受体蛋白。因此从理论上说，只要能发明一种药物，能特异性激活这种特殊的肾上腺素受体蛋白，应该就能够模拟寒冷"信号"，让人体脂肪燃烧。2015年1月，美国哈佛医学院的科学家们发现一种名为米拉贝的药物能显著激活棕色脂肪组织的活动，这提示着人类也许能通过找到燃烧脂肪的药物来降低体重。

（五）如何预防及治疗肥胖

肥胖的药物治疗迄今为止不算成功，仍缺乏安全有效的减肥药物，需进一步研发和临床试验。

那么肥胖能否用饮食和运动治疗呢？从人体能量守恒定律来理解，体重增加是因为人体能量摄入大于能量支出。能量摄入和能量支出就好比是天平的两端，当两者均衡时，体重维持不变，当两者不均衡时，体重会发生改变。

人体的能量摄入包括所有的食物能量。人体的能量支出包括维持人体新陈代谢所需的能量，这部分能量用于维持体温和细胞内各种生命活动。人体能量支出还包括日常活动所需能量，如走路、扫地、做饭、打水等，以及体育运动消耗能量，如跑步、打球、游泳等，还有食物消化吸收消耗的能量，指的是口腔咀嚼、胃肠蠕动、消化液分泌、肠道吸收等食物消化过程中身体消耗的能量。食物消化吸收消耗的能量和总能量消耗相比很少，这部分能量可忽略不计。

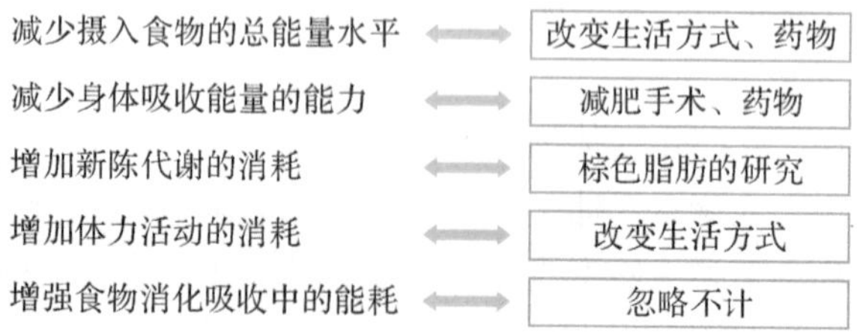

因此，基于能量守恒定律，可以对应地从五方面入手（图2-10），减轻体重或保持人体能量收支平衡。

减少摄入食物的总能量水平	⟷	改变生活方式、药物
减少身体吸收能量的能力	⟷	减肥手术、药物
增加新陈代谢的消耗	⟷	棕色脂肪的研究
增加体力活动的消耗	⟷	改变生活方式
增强食物消化吸收中的能耗	⟷	忽略不计

图 2-10　减轻体重的五个方面

（六）世界卫生组织目前公布的有关肥胖的十个事实

事实1：超重和肥胖的定义是"可损害健康的异常或过量脂肪积累"。

体重指数（BMI）是成人超重和肥胖最常用的衡量指标。世界卫生组织将"超重"界定为体重指数$\geq 25 kg/m^2$，将"肥胖"界定为体重指数$\geq 30 kg/m^2$。

事实2：2016年，有超过19亿成人超重，6.5亿多人肥胖。

每年死亡的人中至少有280万人可归咎于超重或肥胖。1975年至2016年，肥胖症人数已增长近3倍。肥胖曾被视为高收入国家的问题，而现在低收入和中等收入国家也广泛存在这一问题。

事实3：2016年，全球共有4100万名学龄前儿童超重。

儿童肥胖是21世纪面临的最严峻的公共卫生挑战之一。超重儿童可能成为肥胖的成人。相对于非超重儿童而言，他们可能会较早罹患糖尿病和心血管疾病，从而加大过早死亡和残疾的风险。

事实 4:在全球范围内,超重和肥胖导致的死亡人数高于体重过轻造成的死亡人数。

世界上,超重和肥胖的人多于体重过轻的人,这包括所有高收入和中等收入国家。糖尿病、缺血性心脏病和某些癌症的病因可归咎于超重和肥胖。

事实 5:个人肥胖往往是摄入的热量与消耗的热量不平衡造成的。

高能量食品摄入量增加,而同时不相应增加身体活动,就会导致身体超重。减少身体活动水平也会导致能量失衡,从而引起体重增加。

事实 6:良好的环境和社区对预防肥胖十分重要。

只有在人们可以享受健康的生活方式并能够作出有益健康的选择的环境下,个人责任才能充分发挥作用。世界卫生组织调动有关各方发挥关键作用,以创造健康的环境,并向人们提供负担得起且容易获得的健康饮食选择。

事实 7:儿童的饮食和身体活动习惯受其周围环境影响。

经济社会发展以及农业、交通、城市规划、环境、教育、食品加工、供应和经销领域的政策影响着儿童的饮食习惯和偏好以及身体活动方式。这些影响因素助长了体重过重趋势,导致儿童肥胖率逐步上升。

事实 8:饮食健康有助于预防肥胖。

人们可以:

(1)维持健康的体重。

(2)限制来自总脂肪的摄入量并使脂肪摄入从饱和脂肪转向不饱和脂肪。

(3)更多地食用水果、蔬菜、豆类、全谷食物和坚果。

(4)限制游离糖和盐的摄入量。

事实 9:经常从事身体活动有益于维持健康的体魄。

人们应终生从事适量的身体活动。每周有规律地从事至少 150 分钟中等强度的身体活动,可降低心血管疾病、糖尿病、结肠癌和乳腺癌的风险。加强肌肉和锻炼平衡能力可以减少中老年人跌倒并改善其行动能力。如果需要控制体重,可能需要加大活动量。

事实 10:需要针对人口的具体情况,在尊重文化习俗的情况下,采取多部门和多学科措施,遏制全球肥胖流行问题。

世界卫生组织预防和控制非传染病全球战略的行动计划为制定和加强包括对肥胖在内的非传染病监测、预防和管理计划指明了方向。

大量数据表明个人行为调节可以部分预防和逆转肥胖。因此,在肥胖初期及进展过程中,建立健康的个人生活方式对预防和治疗肥胖非常重要。

【案例分析】

低碳水化合物饮食

过去,对于减肥者或糖尿病患者,人们提倡不同类型的低碳水化合物含量的饮食,而低碳水化合物含量饮食的有效性一直是一个有争议的问题。至今,尚缺乏数据支持"低碳水化合物—高脂肪"(LCHF)饮食的长期疗效、安全性和健康益处。世界卫生组织(WHO)和许多国家都提出了建议,敦促限制每天摄入碳水化合物,特别是快速消化的淀粉和糖。这些建议在降低肥胖、糖尿病和心血管疾病发生风险方面发挥了一定的作用。而对 2 型糖尿病高危人群进行生活方式干预,同时保持相对丰富的碳水化合物饮食,可长期预防其进展为 2 型糖尿病。

二、高脂血症及心血管疾病

（一）高脂血症

1.什么是血脂？

血脂是血浆所含所有脂类的统称，包括三酰甘油、磷脂、胆固醇及其酯以及游离脂肪酸。血脂的来源包括从食物中摄取吸收的，也包括由肝、脂肪细胞以及其他组织合成后释放入血液的。血脂含量受膳食、年龄、性别、职业及代谢等因素的影响，波动范围较大。表2-3列举了成人空腹血脂的组成及正常范围。

表 2-3　正常成人空腹血脂的组成及含量

组成	血浆含量		空腹时主要来源
	mg/ml	mmol/L	
总脂	400～700		
三酰甘油	10～150	0.11～1.69	肝
总胆固醇	100～250	2.59～6.47	肝
胆固醇酯	70～250	1.81～5.17	
游离胆固醇	40～70	1.03～1.81	
总磷脂	150～250	48.44～80.73	肝
卵磷脂	50～200	16.1～42.0	肝
神经磷脂	50～200	16.1～42.0	肝
脑磷脂	15～35	4.8～13.0	肝
游离磷脂	5～20		脂肪组织

2.高脂血症

当血清总胆固醇、低密度脂蛋白胆固醇或甘油三酯中的任何一项增高超出正常范围时称为高脂血症。单纯的胆固醇增高称为"高胆固醇血症"，单纯的甘油三酯增高称为"高甘油三酯血症"，而两者同时增高称为"混合型高脂血症"。血脂异常对身体的损害是一个缓慢的、逐渐加重的不容易被察觉的过程，不做血脂化验很难被发现。

根据《中国居民营养与慢性病状况报告（2015年）》显示，2012年中国18岁及以上人群血清总胆固醇（TC）、甘油三酯（TG）平均水平较2002年明显增高，TC从3.81mmol/L上升到4.50mmol/L，TG从1.10mmol/L上升到1.38mmol/L。2014年TC平均水平升高到4.70mmol/L，TG平均水平升高到1.49mmol/L。我国成年人血脂异常现象突出。当血脂发生异常变化时，可能增加心脑血管疾病、胰腺炎等严重疾病的发生风险。

高脂血症是如何引起的呢？主要包括遗传因素和环境因素。遗传因素与个体组织细胞代谢的酶相关，有些家族容易得高脂血症，是易感人群。大多数高脂血症是由环境因素引起的，包括高胆固醇、高饱和脂肪酸饮食、高糖饮食以及缺乏运动等。当长期大量进食饱和脂肪酸及高胆固醇时，会使血液中胆固醇和甘油三酯的含量升高，形成高脂血症。高糖饮食会引起血糖升高，刺激胰岛素分泌增加，出现高胰岛素血症。肥胖会促进肝脏输出脂蛋白，使低密度脂蛋白生成增加,更易引起高脂血症。大量事实表明,缺乏运动、习惯静坐的人血浆甘油三酯浓度比坚持体育锻炼者要高。

（二）动脉粥样硬化

动脉粥样硬化(atherosclerosis,AS)是一种严重的代谢性疾病,脂质代谢障碍是动脉粥样硬化的病变基础。动脉病变一般从内膜开始,先有脂质和复合糖类积聚、出血及血栓形成,进而纤维组织增生及钙质沉着,接着动脉中层逐渐蜕变和钙化,最后导致动脉壁增厚变硬及血管腔狭窄。当病变发展到动脉腔被阻塞时,该动脉所供应的组织或器官将缺血或坏死。由于在动脉内膜积聚的脂质外观呈黄色粥样,因此称为动脉粥样硬化。

动脉粥样硬化的危害非常大,会诱导冠心病、脑卒中等严重疾病。当动脉粥样硬化发生后,粥样斑块不断增大向管腔突出,继而斑块破裂或局部形成血栓,导致管腔狭窄或闭塞,当缺乏侧支循环代偿时,会发生器官缺血,器官功能障碍、萎缩和坏死。此外,血压使动脉管壁局限性扩张,诱导动脉瘤形成,当瘤体破裂时会引起大出血。图 2-11 显示了动脉粥样硬化的病理学及临床发展阶段。对病变发生发展及调控的研究,特别是在基因水平上阐明其发病机制,将对其预防及治疗具有重要意义。

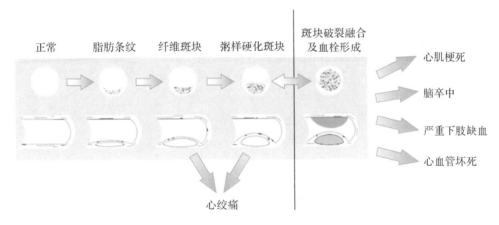

图 2-11　动脉粥样硬化发展阶段

拓展阅读

动脉粥样硬化的发病机制探索

动脉粥样硬化的发病机制非常复杂,目前尚未明了。多数学者认为,动脉管壁内皮损伤以及脂质沉积是动脉粥样硬化主要的初始因素。早期解释动脉粥样硬化形成机制的学说有脂质浸润学说,该学说认为,血脂侵入动脉壁并在局部沉积,刺激平滑肌细胞增生,促进泡沫细胞形成,同时脂质及其降解物和泡沫细胞一起刺激纤维增生,形成斑块病灶。还有血栓形成学说,该学说认为是血小板黏附聚集在内皮损伤处,释放活性物质促进内皮损伤和脂质浸润,平滑肌细胞增生并形成泡沫细胞,进一步纤溶机制受抑,附壁血栓与脂质共同构成粥样斑块病灶。研究人员认为,动脉粥样硬化的病因是多种复杂因素相互作用的结果。近年来的损伤反应学说逐渐被大多数人接受,即动脉粥样硬化病变始于内皮损伤。当内皮细胞发生功能性改变,如通透性增强时,可发生形态改变,单核细胞可黏附于其表面或通过内皮细胞间隙进入内皮下,而血小板则黏附于受损内皮下组织裸露处。单核细胞黏附后和血小板黏附及聚集后均可释放多种细胞因子,如血小板衍生因子(PDGF)、内皮生长因子(EDGF)等。巨噬细胞吞噬大量脂质而转变为泡沫细胞,中层平滑肌细胞迁移至内膜并增殖,同时合成和分泌结缔组织中的多种成分,还有淋巴细胞浸润,最终结果为内膜增厚、脂质沉积而形成动脉粥样硬化病变(图 2-12)。可见人类对动脉粥样硬化的认识经历了几个不同的阶段,其形成机制仍需进一步研究。

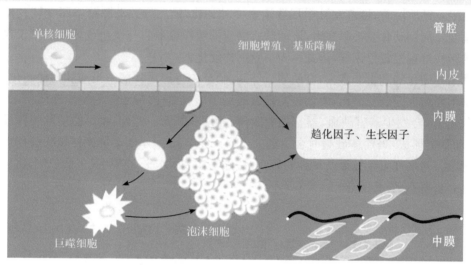

图 2-12　动脉粥样硬化中的细胞迁徙、增殖

三、脂代谢遗传性疾病

(一)高雪病

高雪(Gaucher)病,也称脑苷脂沉积症,属于常染色体隐性遗传病,患者体内缺乏 β-葡萄糖苷酶,使脑苷脂分解代谢发生障碍,沉积在人体内的主要器官,沉积主要累及肝、脾、骨髓及淋巴结等。该病常在婴儿期发生,为致命性疾病,病变主要表现为肝、脾大,脾大尤为明显,可达正常脾重的 20 倍。

(二)尼曼-皮克病

尼曼-皮克(Niemann-Pick)病,又称神经鞘磷脂沉积症,也属于常染色体隐性遗传病,犹太人发病较多,发病率高达 1/25000。患者体内缺乏神经鞘磷脂酶,使神经鞘磷脂不能被水解而沉积于组织器官内。患者的肝、脾等组织中神经鞘磷脂酶的活性降低至 50% 以下。患儿全身网状内皮系统中可查见富含脂类的直径为 20～90μm 的大型泡沫细胞,以脾、骨髓、肝、肺和淋巴结等部位为主。该病的特点是单核巨噬细胞和神经系统有大量的含有神经鞘磷脂的泡沫细胞。该病至少有五种类型,有些在婴幼儿期发病,有些在成年期发病。

(三)家族性高胆固醇血症

家族性高胆固醇血症(familial hypercholesterolemia,FH)是一种危险的高胆固醇血症,属常染色体显性遗传性疾病,有家族性特征,杂合子和纯合子都会发病。主要临床表现为患者血清低密度脂蛋白胆固醇(LDL-C)水平异常增高,以及出现角膜弓、皮肤/腱黄色瘤,并伴随心血管疾病进展。

该病的发病机制是低密度脂蛋白受体(low density lipoprotein receptor,LDLR)介导的 LDL 代谢途径相关蛋白发生突变,最主要是编码以下蛋白的基因突变:低密度脂蛋白质受体

(LDLR)、载脂蛋白 B(apoB)、前蛋白转换酶枯草溶菌素 9(PCSK9)、LDL 受体衔接蛋白 1(LDLRAP1),其中以 LDLR 基因突变最为常见。单基因突变可能引发 FH,多基因突变叠加也可能引发 FH。体内低密度脂蛋白代谢障碍,使血浆总胆固醇和低密度脂蛋白胆固醇(LDL-C)水平升高。过量的 LDL-C 沉积于吞噬细胞和其他细胞,形成黄色瘤和粥样斑块,最终导致心血管疾病的发生(图 2-13)。

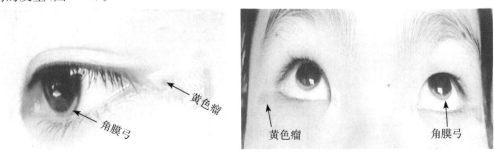

图 2-13　FH 患者黄色瘤、角膜弓症状

　　由于 FH 患者从出生就处于高血清 LDL-C 水平,所以动脉粥样硬化性心血管疾病(ASCVD)风险明显增高。纯合子 FH 患者全身动脉粥样硬化发生早,进展快,可在儿童及青年期发生心绞痛或心肌梗死,并于 20～30 岁之前死亡。未经治疗的杂合子 FH 患者早发冠心病风险亦显著高于正常人。因此,早期诊断和早期治疗是改善 FH 患者临床预后的重要手段。

　　■ 了解一下

中国近代生物化学事业的奠基人
——生物化学家、营养学家、医学教育家吴宪

　　吴宪(1893—1959),1912 年赴美国麻省理工学院攻读造船工程,后改习化学,1917 年入哈佛大学医学院生物化学系攻读研究生,1919 年获博士学位,1920 年回国后在北京协和医学院任教。

　　吴宪与其导师奥托·福林(Otto Folin)一起提出血液分析系统方法,独自完成血糖定量分析的改进方法。他首创用钨酸除去血液样品中的蛋白质,制备出无蛋白质的血液,使血液中的重要成分,如氨基酸、肌酸、肌酸酐、尿素、非蛋白氮、血糖,以及乳酸等得以测定。吴宪提出了蛋白质变性学说。吴宪涉猎广泛,研究领域包含临床生物化学、气体与电解质的平衡、蛋白质化学、免疫化学、营养学、氨基酸代谢以及性激素等方面。

　　吴宪不仅在科学上追求真知,而且把发展中国科学事业视为己任。1920 年回国后,在北京协和医学院将生物化学从生理学科中独立出来,正式成立中国第一个生物化学系。他重视实验室建设和学生实验课的设置,开设实验课,编写实验讲义,与周启源合著了《生物化学实验》一书,并向全国医学院校推广。他关注中国人的营养问题,编著出版了我国最早的营养学专著——《营养概论》,还在对我国食物系统进行分析的基础上编著了我国第一个食物成分表,提出符合中国实际情况的改变国民营养的膳食方案。北京协和医学院生物化学系培养了中国第一代生物化学家和营养学家。

【课后作业】
　　1. 阐述你所理解的脂代谢异常。
　　2. 制作调查问卷,探讨饮食、睡眠和运动与肥胖的关系。

第三章 | 糖代谢

课前思考题

1. 你知道糖耐受和糖尿病的区别吗？
2. 你是否了解胰岛细胞？
3. 葡萄糖代谢受哪些激素的影响？
4. 糖尿病的治疗策略是什么？

重要知识点
  1. 糖在人体内的来源和去路。
  2. 葡萄糖的有氧分解和无氧分解。
  3. 糖尿病的诊断标准及分类。
  4. 糖尿病的治疗策略。

3-1 PPT

第一节 糖概述

一、糖的定义及来源

糖是自然界中广泛分布的一类重要有机化合物。我们日常食用的蔗糖、粮食中的淀粉、植物中的木质纤维素、人体血液中的葡萄糖等均属糖类。糖又被称为碳水化合物，主要由碳（C）、氢（H）、氧（O）三种元素组成。从结构上看，糖是多羟基醛或多羟基酮及其缩聚物和某些衍生物的总称。

糖是自然界含量最丰富的有机物，大自然的光合作用将太阳能转变成化学能储存在糖类化合物中，即植物和某些藻类通过光合作用，将二氧化碳和水合成糖类化合物。光合作用是自然界规模最大的一种能量转换过程。

二、糖的种类

糖类化合物以单糖为基本结构单位。从单糖开始，可以形成双糖、三糖或四糖，甚至上亿个糖分子组成的聚合物——多糖(图 3-1)。

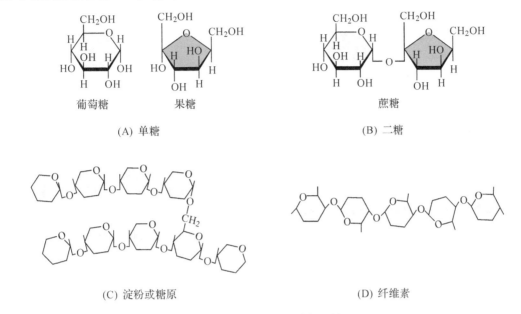

葡萄糖　　果糖　　　　　　　　蔗糖

(A) 单糖　　　　　　　　　　　(B) 二糖

(C) 淀粉或糖原　　　　　　　　(D) 纤维素

图 3-1　糖的常见种类与结构

(一)单糖

单糖就是不能再水解的糖类,是构成各种寡糖和多糖分子的基本单位。按碳原子数目,单糖又可分为丙糖、丁糖、戊糖、己糖、庚糖等。自然界的单糖主要有戊糖和己糖。例如,核酸组成成分中的核糖和脱氧核糖是戊糖,果汁中的葡萄糖和果糖是己糖。

1.葡萄糖

葡萄糖是自然界分布最广且最为重要的一种单糖,植物可以通过光合作用产生葡萄糖,同时它也是活细胞新陈代谢的中间产物和重要能量来源,是人体血糖的主要成分。人体吸收的其他糖类物质大多最后转化为葡萄糖进行代谢。

1747 年,德国化学家马格拉夫从润湿软化的葡萄干中压榨出汁水,并从中提纯得到葡萄糖。纯净的葡萄糖为无色晶体,有甜味,但甜味不如蔗糖,易溶于水,微溶于乙醇,属于 D 构型右旋糖。

葡萄糖很容易被吸收进入血液中,因此医学上直接作为注射用营养剂,常被用作快速能量补充剂。葡萄糖在食品制造业和医药领域有着广泛的应用。

2.果糖

果糖大量存在于水果的浆汁和蜂蜜中,是葡萄糖的同分异构体。果糖的甜度是蔗糖的 1.8 倍,因具有口感好、甜度高、升糖指数低以及不易导致龋齿等优点而常作为食物的甜味剂。在小肠中果糖能与肠黏膜上皮细胞载体蛋白结合,顺利地被吸收。在体内,果糖可以转化为葡萄糖或合成糖原进入代谢途径。

(二)双糖

双糖又称二糖,由两分子的单糖通过糖苷键形成。天然存在于哺乳动物乳汁中的乳糖、细菌和昆虫血液中的海藻糖、植物中的蔗糖等都属于双糖。

1.乳糖

乳糖由一分子 β-D-半乳糖和一分子 β-D-葡萄糖在 β-1,4 位形成糖苷键相连而成,是哺乳动物乳汁中特有的一类糖类物质,是促进婴幼儿生长发育的主要营养物质之一。乳糖降解生成的半乳糖能促进脑苷脂类和黏多糖类的生成,对幼儿智力发育非常重要。乳糖还能促进儿童对钙的吸收。乳糖的甜度是蔗糖的 1/6。目前,乳糖主要用于生产婴儿食品、糖果、人造奶油和药品等。

拓展阅读

乳糖不耐受

乳糖不耐受是由于乳糖酶分泌少,不能完全消化分解母乳或牛乳中的乳糖所引起的非感染性腹泻,又称乳糖酶缺乏症。乳糖不耐受在全世界存在范围和比例都比较高。

母乳和牛乳中的糖类主要是乳糖,小肠黏膜表面绒毛的顶端乳糖酶的分泌量减少或活性不高就不能完全消化乳汁中的乳糖。部分乳糖被结肠菌群酵解成乳酸、氢气、甲烷和二氧化碳。乳酸刺激肠壁,增加肠蠕动而出现腹泻。二氧化碳在肠道内产生胀气和增加肠蠕动,使儿童表现不安,偶尔还诱发肠痉挛和肠绞痛。乳酸的增加使粪便的 pH 降低。因此乳糖不耐受的患儿常有腹泻,伴有哭闹、呕吐,偶发肠绞痛以及大便 pH 降低等表现。

用低乳奶粉或其他替代食物代替母乳或牛乳进行膳食调节,是当前解决乳糖不耐受问题的主要方法。

2. 蔗糖

蔗糖由一分子葡萄糖的半缩醛羟基与一分子果糖的半缩醛羟基彼此缩合脱水而成。蔗糖普遍存在于植物的叶、花、茎、种子及果实中,在甘蔗、甜菜及槭树汁中含量尤为丰富。蔗糖味甜,是重要的甜味调节剂。日常生活中常见的白砂糖、赤砂糖、绵白糖、红糖、冰糖的主要成分均为蔗糖,其中冰糖中蔗糖纯度最高。

(三)寡糖

寡糖又称低聚糖,是由 3 个以上 10 个以下的单糖分子通过糖苷键构成的聚合物,根据糖苷键的不同而有不同的名称。目前已知的几种重要的功能性低聚糖有异麦芽低聚糖、低聚果糖、低聚甘露糖、大豆低聚糖等,甜度通常只有蔗糖的 30%~60%。

(四)多糖

多糖是由多个单糖分子缩合失水而成的一类分子结构复杂且相对分子质量庞大的糖类物质。由相同的单糖组成的多糖称为均一性多糖,如淀粉、纤维素和糖原;由不同的单糖组成的多糖称为不均一多糖,如透明质酸、硫酸软骨素等。多糖的相对分子质量从几万到几千万,通常是聚合程度不同的糖的混合物。多糖在自然界分布极广,功能广泛,如肽聚糖和纤维素是构成动植物细胞壁的成分,糖原和淀粉是动植物储藏的养分,人体中的肝素具有抗凝血作用,细胞壁中的多糖有抗原作用等。

1. 淀粉

淀粉是植物营养物质的一种储存形式,分为直链淀粉和支链淀粉。直链淀粉由许多 α-葡萄糖以 α-1,4-糖苷键依次相连而成,呈现长而紧密的螺旋管形,遇碘显蓝色。支链淀粉是在直链的基础上每隔 20~25 个葡萄糖残基就形成一个支链,不能形成螺旋管,遇碘显紫色。

2. 糖原

糖原是动物营养物质储存形式之一,主要存在于肝脏和肌肉细胞中。糖原结构与支链淀粉类似,只是分支程度更高,每隔 4 个葡萄糖残基便有一个分支。糖原结构更紧密,更适合其储藏功能,且含有大量的非还原性末端,可以迅速水解成葡萄糖。多分支结构有利于机体快速地分解糖原和合成糖原。糖原遇碘显红褐色。

3.纤维素

纤维素是由许多 β-D-葡萄糖分子以 β-1,4-糖苷键相连而成的直链分子。纤维素是植物细胞壁的主要结构成分,也是自然界最丰富的有机物。降解纤维素的纤维素酶主要存在于微生物中,一些反刍动物可以利用其消化道内的微生物消化纤维素产生葡萄糖,供自身和微生物共同利用。虽大多数的动物和人不能消化纤维素,但是含有纤维素的食物对于人体健康是必需和有益的。

三、糖的生理功能

糖作为生物体内的最主要物质之一,承担着重要的生理功能。

首先,糖是生物体的重要能源物质,是人类从膳食中获取热能最经济和最主要的方式。食物中的糖被消化后,大多以葡萄糖的形式被吸收和利用,葡萄糖通过生物氧化释放大量能量,用于生命活动所需。

其次,糖为生物体合成其他物质提供了碳源。在糖的代谢过程中存在很多中间产物,这些中间产物为生物体合成其他类型的生物分子,如氨基酸、核苷酸和脂肪酸等,提供了碳源或碳链骨架。

最后,糖还是生物体的重要结构成分。如纤维素是植物的结构成分,蛋白聚糖是动物结缔组织和润滑组织的主要成分,肽聚糖是细菌细胞壁的结构成分,糖脂是神经组织与细胞膜的重要成分等。它常以蛋白聚糖、糖蛋白、糖脂的形式参与人体结构的组成。

另外,糖还参与了细胞内外的信息识别与传递,是重要的生物活性分子。如细胞膜表面的糖蛋白与糖脂参与细胞间信息转导、细胞免疫、细胞识别等过程。

第二节　人体糖代谢

一、糖在人体中的来源和去路

人体中糖的主要来源是食物,食物中含量最多的糖类是淀粉。淀粉在口腔中被唾液淀粉酶消化,转变为淀粉糊精、葡萄糖及麦芽糖等产物进入胃。进入胃之后,唾液淀粉酶受胃酸作用,很快失去活性,糖的酶促消化暂时停止。小肠是淀粉最主要的消化部位,在小肠腔内有胰淀粉酶、糊精酶、麦芽糖酶、蔗糖酶等,在它们的作用下,食物中的淀粉部分转变成可被肠道吸收的单糖。

糖经消化吸收进入血液,称为血糖,主要成分是葡萄糖。血糖经肝门静脉进入肝脏后,其中一部分转变成肝糖原,储存在肝脏中,大部分经肝静脉进入体内血液循环,被输送到全身各组织细胞,还有一部分糖以糖原的形式储存于其他器官,特别是肌肉组织中。虽然肌糖原只占肌肉重量的 1%～2%,但由于肌肉分布广泛、总重量大,所以肌肉是体内储存糖原最多的器官。肌糖原主要供给肌肉细胞能量,维持肌肉运动收缩。

当糖摄入过多时,细胞还可以将其转化为脂肪和氨基酸等其他物质。当血糖供应不足时,可动员糖的库存肝糖原和肌糖原重新降解成葡萄糖。肝脏还可以利用体内氨基酸、乳酸以及脂肪分解后产生的甘油等合成葡萄糖,这就是糖异生作用。机体正常情况下,通过糖原的生成和降解、非糖物质和糖之间的转变,血糖水平保持相对稳定,维持在 80～120mg/dl 的范围内。

血糖的来源有三条途径：①食物中的糖类物质经消化吸收进入血液中，这是血糖的主要来源；②肝储存的糖原分解成葡萄糖进入血液；③甘油、有机酸及生糖氨基酸等非糖物质，通过糖异生作用转变成葡萄糖（图 3-2）。

血糖主要有四个去路：①细胞中氧化分解供能，这是血糖的主要去路；②餐后肝、肌肉等组织以葡萄糖为原料合成糖原；③转变为其他物质，如脂肪、非必需氨基酸或其他糖及糖衍生物等；④当血糖浓度高于 8.9mmol/L（160mg/dl）时，随尿排出，形成糖尿（图 3-2）。正常人的血糖经肾小球滤过时全部被肾小管吸收，故尿中糖极微量，常规检查为阴性。在血糖浓度高于 8.9mmol/L，即超过肾小管重吸收能力时，尿糖检查为阳性。糖尿多见于糖尿病等病理状况。

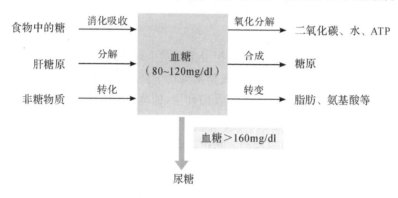

图 3-2　糖在人体中的来源和去路

二、人体葡萄糖代谢

人体中糖的主要运输和利用形式是葡萄糖。细胞内葡萄糖在有氧条件下可彻底氧化分解成二氧化碳和水，同时释放大量能量；在无氧或缺氧条件下氧化分解成乳酸，释放少量能量。人体不能从头合成葡萄糖，但在肝脏细胞中，可以利用其他原料，如体内氨基酸、乳酸以及脂肪分解后产生的甘油等分子，通过糖异生作用合成葡萄糖。

（一）葡萄糖有氧分解

葡萄糖在有氧条件下氧化分解生成二氧化碳和水，并释放出能量的过程称为糖的有氧氧化。有氧氧化是糖分解代谢的主要方式，人体大多数组织中的葡萄糖均进行有氧氧化。

糖的有氧氧化分为三个阶段（图 3-3）：第一阶段为糖酵解途径，1 分子葡萄糖转变成 2 分子丙酮酸，在胞液中进行；第二阶段为乙酰辅酶 A（乙酰 CoA）的生成，丙酮酸进入线粒体，由丙酮酸脱氢酶复合体催化，经氧化脱羧转化成乙酰 CoA；第三阶段为三羧酸循环（tricarboxylic acid cycle，TCA cycle），包括线粒体呼吸链上的电子传递和氧化磷酸化生成 ATP，乙酰 CoA 最终在线粒体内彻底氧化，生成二氧化碳和水。

糖的有氧氧化在一系列酶的催化下完成，其中有一些是关键酶，如己糖激酶、磷酸果糖激酶、丙酮酸激酶、丙酮酸脱氢酶系、柠檬酸合酶、异柠檬酸脱氢酶，催化的是糖有氧氧化过程中的限速步骤。机体对关键酶的调控能影响糖的有氧氧化速率，进而影响血糖浓度。

1mol 葡萄糖经完全氧化释放的能量大部分被储存在 30mol 或 32mol ATP 的高能键中，其余能量以热的形式释放，用于维持人体体温。

（二）葡萄糖无氧呼吸

在无氧情况下，1 分子葡萄糖通过糖酵解生成 2 分子丙酮酸，伴随生成 2 分子 ATP。丙酮酸在乳酸脱氢酶的作用下生成乳酸的过程称为乳酸发酵。在人体细胞缺氧时，例如肌肉剧烈运动、

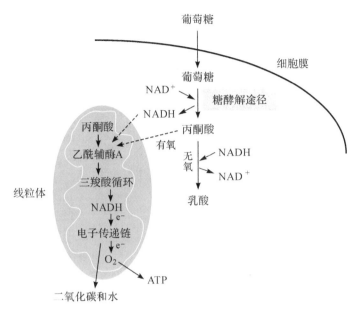

图 3-3　葡萄糖的有氧及无氧分解

角膜血液循环难以到达部位,葡萄糖以无氧呼吸形式氧化,生成乳酸,同时提供少量能量。而在大部分植物和酵母等微生物体中,葡萄糖无氧呼吸的最终产物是酒精,称为酒精发酵(图 3-4)。可见葡萄糖无氧呼吸的产物并不彻底,该过程只能提供少量的能量。

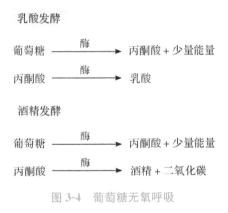

图 3-4　葡萄糖无氧呼吸

葡萄糖有氧呼吸和无氧呼吸的主要区别:有氧呼吸主要发生在线粒体内,而无氧呼吸主要在细胞基质内进行。有氧呼吸需要分子氧参加,而无氧呼吸不需要分子氧参加。有氧呼吸分解产物是二氧化碳和水,无氧呼吸分解产物是酒精或者乳酸。有氧呼吸释放能量较多,无氧呼吸释放能量较少。

(三)糖异生作用

由非糖前体物质如丙酮酸、甘油、乳酸和绝大多数氨基酸、三羧酸循环的中间代谢物等转变为葡萄糖和糖原的过程称为糖异生作用(图 3-5)。糖异生作用主要在肝脏中进行,在肾脏也可进行。糖异生途径基本上按糖酵解的逆过程进行,其中酵解途径中己糖激酶、磷酸果糖激酶和丙酮酸激酶催化的三个反应是不可逆反应,糖异生采用了其他途径代替。

糖异生的重要作用在于维持体内正常血糖浓度,特别是在体内糖来源不足时,利用非糖物质转化成糖,以保证血糖的相对稳定。另外,在剧烈运动时,肌糖原降解成葡萄糖,通过无氧呼吸产生大量乳酸。被运送到肝脏部位的乳酸大部分可经糖异生途径转化成葡萄糖,重新合成糖原储存起来。该过程可以防止乳酸过多引起的酸中毒及更新肝糖原的合成。

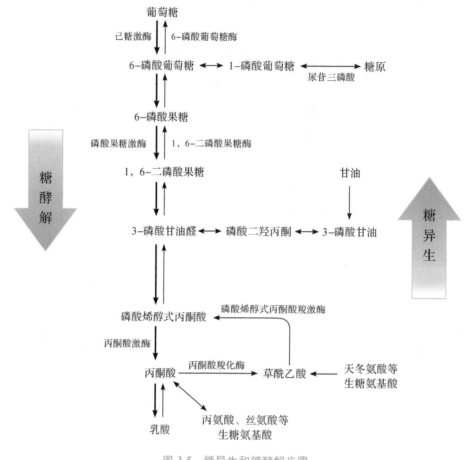

图 3-5 糖异生和糖酵解步骤

三、人体血糖水平受激素的调节

正常人体血糖浓度维持在 80～120mg/dl 这个范围内,低于此范围,机体能量得不到有效供应,特别是大脑,会出现低血糖等严重病理状况。糖是大脑最主要的能量供体。超过这个范围,说明机体糖代谢负荷过重,长期不纠正,就可能诱导糖尿病,并带来相关并发症。人体血糖浓度的稳定由一套精密的血糖调节机制维持,这套机制包括激素调节和神经调节。

(一)激素调节

体内血糖的产生和利用,受胰岛素(insulin)和胰高血糖素(glucagon)等激素的调节。胰岛素由胰岛 β 细胞分泌,它一方面能促进血糖合成糖原,加速血糖的氧化分解并促进血糖转变成脂肪等非糖物质,另一方面又能抑制肝糖原的分解和非糖物质转化为葡萄糖。这两方面的共同作用使血糖含量降低。胰高血糖素由胰岛 α 细胞分泌,主要作用于肝脏细胞,促进肝糖原分解成葡萄糖进入血液,促进脂肪酸和氨基酸等非糖物质转化成葡萄糖,最终使血糖含量升高。正常机体的血糖含量主要在这两种激素的协调下维持相对稳定。

3-2 胰岛结构

除胰岛素和胰高血糖素外,还有其他激素也影响血糖的浓度,如肾上腺素、肾上腺皮质激素、甲状腺激素、生长激素等。

（二）神经调节

神经在调节血糖方面也起着重要的功能。血糖浓度会通过一定途径反馈到大脑，影响食欲。当血糖浓度降低到一定程度时，大脑会产生"饥饿"信号，身体产生需要能量的要求。进食后，胃肠道将食入的糖类消化水解成葡萄糖后吸收进血液，血糖升高。当血糖上升到一定程度时，大脑产生"饱"信号，发出指令使食欲减退。通过食欲的产生和减退，以及相应的进食和禁食行为，维持血糖的动态平衡。

调节血糖的激素分泌也受神经系统的调控。当血糖含量升高的时候，下丘脑的相关区域兴奋，通过副交感神经直接刺激胰岛 β 细胞释放胰岛素，并同时抑制胰岛 α 细胞分泌胰高血糖素，从而使血糖降低。当血糖含量降低时，下丘脑的另一区域兴奋，通过交感神经作用于胰岛 α 细胞分泌胰高血糖素，使得血糖含量上升。神经系统还可通过控制甲状腺和肾上腺的分泌活动等来调节血糖含量。

3-3　胰岛中各种内分泌细胞及功能

3-4　机体血糖的动态平衡

第三节　糖代谢相关疾病

一、糖尿病

（一）糖尿病的流行趋势

近几十年来，糖尿病已成为继心脑血管疾病、恶性肿瘤之后又一严重危害大众健康的慢性非传染性疾病。根据国际糖尿病联盟（IDF）公布的数据，2013 年全球糖尿病患者已接近 4 亿人。中国 2013 年官方数据显示，18 岁以上成年人糖尿病患者已经高达 11.6%，总数突破 1 亿人。2017 年，国际糖尿病联盟发布了第 8 版全球糖尿病统计数据（图 3-6）。据估算，2017 年全球约 4.25 亿成人患糖尿病，平均每 11 个人中就有 1 位患病，其中，中国患者数达 1.144 亿人。而全球未确诊的成年糖尿病患者人数达到 2.12 亿人，即每 2 名成年糖尿病患者中便有 1 位未确诊。糖尿病已成为 21 世纪全球最大的人类健康危机之一，且糖尿病筛查与早期诊断亟待大力加强。

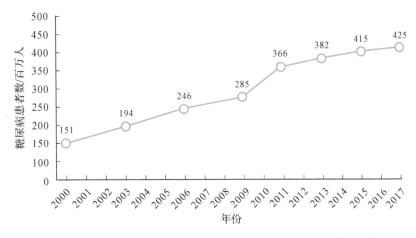

图 3-6　糖尿病患者（20～79 岁）总数量的变化（国际糖尿病联盟发布）

老年人是糖尿病发病重点人群。报告数据显示，2017 年，全球 65～99 岁人群糖尿病患病率达 18.8%，人数达 1.228 亿人。2017 年，糖尿病患者数量最多的前三位国家分别为中国、印度和美国,糖尿病患者(20~79 岁)数量分别为 1.144 亿人、7290 万人和 3020 万人。预计到 2045 年,糖尿病患者数量最多的前三位国家分别为印度、中国和美国,数量可分别达到 1.343 亿人、1.198 亿人和 3560 万人。

庞大的患者数量导致了巨大的医疗支出。据估算,2017 年,全球 20~79 岁人群糖尿病医疗支出为 7270 亿美元,占所有医疗费用支出的 12%。随着糖尿病患者数上升,全球卫生支出还会大幅上升。

(二)糖尿病的定义、诊断标准和分类

1. 糖尿病(diabetes mellitus, DM)的定义

1999 年,世界卫生组织(WHO)和国际糖尿病联盟(IDF)如此描述糖尿病:糖尿病是一种多病因的代谢性疾病,特点是慢性高血糖,伴随因胰岛素分泌及(或)作用缺陷引起的糖、脂肪和蛋白质代谢紊乱。

糖尿病的发生与胰岛素分泌缺陷及(或)其生物效应降低(胰岛素抵抗)有关,以高血糖为特征,是一种慢性、全身性、代谢性疾病。慢性高血糖会带来严重危害,导致人体多组织,尤其是眼、肾、神经及心血管的长期损害、功能不全甚至衰竭。

2. 糖尿病诊断标准

正常人血糖浓度保持相对稳定,饭后血糖可以暂时升高,但不超过 180mg/dl(10mmol/L),空腹血糖浓度比较恒定,正常为 70~110mg/dl(3.9~6.1mmol/L)。当血糖浓度长期异常升高时,就发生了糖尿病。

世界卫生组织于 1965 年发布糖尿病诊断和分类指南,于 1999 年总结回顾了诊断和分型,颁布了有关糖尿病诊断的新指南。随着对糖尿病的病因、分子生物学和免疫学等研究取得突破性进展,有关糖尿病诊断的信息不断增多,世界卫生组织及国际糖尿病联盟也在不断地更新对糖尿病诊断的建议。

2019 年,美国糖尿病协会(ADA)发布的糖尿病和中度高血糖的诊断标准见表 3-1。

表 3-1　2019 年 ADA 发布的糖尿病诊断标准

- 空腹血浆葡萄糖≥7.0mmol/L。空腹状态指至少 8h 没有热量摄入。
  或者
- OGTT 餐后 2 小时血糖≥11.1mmol/L。根据 WHO 标准,OGTT 方法是口服无水葡萄糖粉 75g。
  或者
- HbA1c≥6.5%。HbA1c 检测采用通过 NGSP 和 DCCT 认证的方法。
  或者
- 有高血糖典型症状或高血糖危象的患者,随机血糖≥11.1mmol/L。

注:OGTT:口服葡萄糖耐量试验;WHO:世界卫生组织;HbA1c:糖化血红蛋白;NGSP:美国国家糖化血红蛋白标准化计划;DCCT:标准化糖尿病控制及并发症试验;*:如无明确的高血糖,诊断需要同一样本两种检测方法的结果均达到诊断切点,或两次不同样本的检测结果均达到诊断切点。

该标准可解释为:

当空腹血糖水平大于等于 7.0mmol/L 的时候,可以诊断为糖尿病;

当口服葡萄糖耐量试验(OGTT)餐后 2 小时血糖大于等于 11.1mmol/L 时,可以诊断为糖尿病;

当糖化血红蛋白(HbA1c)大于等于 6.5%,可以诊断为糖尿病;

当有糖尿病的典型症状,即多尿、多饮、多食和体重减轻的"三多一少"症状,合并随机血糖大于等于 11.1mmol/L,即一天任何一个时间点的血糖大于等于 11.1mmol/L 时,可以诊断为糖

尿病。

3.糖尿病分类

(1)胰岛素依赖型糖尿病(1型糖尿病)。1型糖尿病患者占总患者的5%~10%。发病年龄多在30岁以下,少数患者40岁以上发病。其临床特征为:起病急,病情重,多饮、多食、多尿等症状明显,体重明显减轻。血浆胰岛素水平低于正常低限,必须依赖外来胰岛素治疗为主。血糖波动大,容易发生酮症。这类患者往往有遗传学基础,再加上外来因素诱发而发病。1型糖尿病的病理改变是胰岛β细胞被异常的自身免疫反应选择性破坏,致使胰岛素分泌绝对不足。患者血清中可查到胰岛素自身抗体和胰岛细胞抗体。也有些患者发病时为非胰岛素依赖型糖尿病,以后逐渐转变为胰岛素依赖型糖尿病。

(2)非胰岛素依赖型糖尿病(2型糖尿病)。2型糖尿病患者约占糖尿病患者总数的80%~90%,多数发病在35岁以后,也有少数从儿童期或青少年期起病。其临床特征为:起病缓慢,病情较轻,常无或很少有症状,即使有症状也不重。疾病有时呈隐匿性渐进,常于不知不觉中逐渐发展至微血管或大血管病变而以并发症为主要症状就诊。体内尚有一定的内生胰岛素,血浆胰岛素可正常或稍低,也可高于正常而为高胰岛素血症。患者对胰岛素多不敏感,不依赖外源性胰岛素,一般仅用饮食疗法和口服降糖药即可奏效。用饮食疗法和口服降糖药不能很好控制高血糖和症状者,有时也配合胰岛素治疗。2型糖尿病与肥胖密切相关,常与脂肪组织胰岛素受体不敏感有关。

(3)妊娠糖尿病。妇女妊娠期间患上的糖尿病,即妊娠糖尿病。临床数据显示,有2%~3%的女性在怀孕期间可发生糖尿病,一般在妊娠后期发生,与妊娠期进食过多,以及胎盘分泌的激素抵抗胰岛素的作用有关。大部分患者分娩后可恢复正常,但有一些会转变成2型糖尿病,需终身随访,监测血糖。

(4)继发性糖尿病。继发性糖尿病是一种继发于或伴发于其他疾病而发生的糖尿病,常由已知疾病引起,病因较明确,常见有胰腺疾病或胰腺手术切除、肢端肥大症、库欣病、胰高血糖素瘤等。长期服用某些药物也可引起继发性糖尿病,如噻嗪类利尿剂、依他尼酸及激素类药物泼尼松、地塞米松、生长激素、甲状腺激素、肾上腺素等。某些基因异常引起的综合征,如胰岛素抵抗综合征、葡萄糖不耐受性综合征等,也可表现为持续性血糖增高和尿糖阳性。继发性糖尿病因其原发疾病或病因比较清楚,较易诊断。

(三)糖尿病并发症

糖尿病并发症多由长期的高血糖、高血脂、血液高凝高黏、内分泌失调等病变引起,涉及范围广,种类多。常见的并发症有糖尿病酮症酸中毒、非酮症高渗性昏迷、糖尿病乳酸中毒、糖尿病性心脏病、糖尿病性脑血管病变、糖尿病性肢端坏疽、糖尿病性神经病变、糖尿病性肾病、糖尿病性视网膜病变,以及糖尿病引起的多种感染,其中又以糖尿病大血管病变和微血管病变最为常见。

(1)感染。糖尿病患者的高血糖状态有利于细菌在体内生长繁殖,同时又抑制了白细胞吞噬细菌的能力,使患者的抗感染能力下降。

(2)酮症酸中毒。多发生于胰岛素依赖型糖尿病未经治疗、治疗中断或存在应激情况时。糖尿病患者胰岛素严重不足,脂肪分解加速,生成大量脂肪酸。脂肪酸在肝脏氧化,其代谢产物酮体在血中的浓度显著升高,导致高酮体血症和尿酮症。由于酮体是酸性物质,会引起代谢性酸中毒。

(3)糖尿病肾病,是糖尿病常见的微血管并发症,为糖尿病的主要死因之一。

(4)心脏病变。糖尿病患者发生冠心病的概率增大,常见的有心脏扩大、心力衰竭、心律失常、心绞痛、心肌梗死等。

（5）神经病变。在高血糖状态下，神经细胞、神经纤维易发生病变，临床表现为四肢自发性疼痛、麻木感、感觉衰退等。

（6）眼部病变。长期的糖尿病病程使大部分患者会合并不同程度的视网膜病变，常见的病变有虹膜炎、青光眼、白内障等。

（7）糖尿病足。糖尿病患者因末梢神经病变，下肢供血不足及细菌感染，常会引起足部疼痛、溃疡、肢端坏疽等病变，统称为糖尿病足。

（四）糖尿病发生机制

人体正常血糖浓度在激素和神经的双重调节下维持在 80～120mg/ml 范围内。其中，胰岛素和胰高血糖素在调控血糖平衡过程中发挥了重要作用，前者降低血糖，后者升高血糖。

胰岛素和胰高血糖素是如何调控血糖作用的呢？它们随血液结合于对应靶细胞的胰岛素受体和胰高血糖素受体上，激活受体引发下游信号传递，影响糖合成代谢和糖分解代谢途径中重要酶的活性，从而影响糖代谢及血糖的浓度（图 3-7）。

因此，胰腺问题、胰岛素和胰高血糖素的分泌变化以及它们的受体的响应能力改变都可能影响血糖的调节，引起糖尿病。糖尿病的发生机制非常复杂，除胰岛素与胰高血糖素外，还与人体多种组织和多种其他激素及其受体有关，仍需要进一步地深入研究。

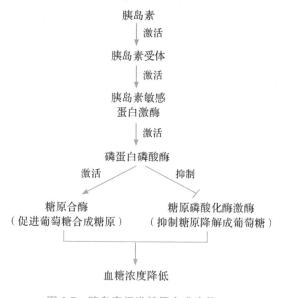

图 3-7　胰岛素促进糖原合成途径

1. 1 型糖尿病发病机制

目前普遍认为，1 型糖尿病的发病机制与胰岛 β 细胞分泌胰岛素不足有关。一般认为，胰岛 β 细胞被破坏可能有两方面的机制，一是病毒和毒物直接破坏胰岛 β 细胞，二是大多数情况下这些外因使胰岛 β 细胞产生了某种变化，通过诱发自身免疫反应使细胞缓慢死亡。因此，1 型糖尿病也被认为是一种自身免疫疾病。1 型糖尿病具有一定的遗传易感性，子女从父母那里可能得到容易患 1 型糖尿病的基因，加之一定的环境因素，则可能得病。

2. 2 型糖尿病发病机制

2 型糖尿病是最常见的糖尿病。2 型糖尿病患者体内胰岛 β 细胞仍然能产生胰岛素，但肌肉、脂肪和肝脏细胞却失去了对胰岛素的响应，该过程称为胰岛素抵抗。胰岛素抵抗伴随大多数糖尿病患者。为了维持正常的血糖浓度，此时胰岛 β 细胞就要分泌更多的胰岛素。2 型糖尿病也具有遗传易感性，基因和环境是胰岛素抵抗和影响胰岛 β 细胞功能的重要原因。肥胖、缺乏运动、高血脂和高血压都是 2 型糖尿病的重要风险因素。

（五）糖尿病药物研究

糖尿病的病因一直到 1889 年由俄国科学家奥斯卡·闵科夫斯基和约瑟夫·冯梅林的偶然发现才被揭开冰山一角，他们发现胰腺摘除的小狗尿液吸引蚂蚁和苍蝇，因为尿液中含糖分，从而第一次在科学意义上建立了胰腺和糖尿病之间的关系。1901 年，美国医生尤金·奥培将胰腺的两大功能区分开，即分泌消化液的腺泡和分泌胰岛素的胰岛。随后，科学家们开始从胰腺粗提物中提取胰岛素。1922 年，麦克莱德团队宣布他们提纯出了胰岛素，并可以高效、安全地治疗糖尿病。由于糖尿病治疗药物的巨大需求市场,礼来公司在科学家的协助下大规模生产胰岛素,从此胰岛素被真正用于临床治疗。胰岛素经历了从略含杂质到纯度越来越高,从牛羊胰岛素到利用基因工程生产人胰岛素的发展过程。高效、副作用小、使用方便的糖尿病药物随着糖尿病机制的深入研究在进一步的研发中。目前,临床上常用的治疗糖尿病的药物主要有以下几大类。

1. 胰岛素及胰岛素类似物

胰岛素由于是多肽类物质,在胃内会被消化酶及胃酸破坏而失去活性,因此临床上应用的是胰岛素注射液直接进行肌内注射。胰岛素按照化学结构和来源不同,可以分为人胰岛素、动物胰岛素和胰岛素类似物。按照作用时间长短可以分为长效、中效、短效、超短效及预混胰岛素。如人工合成的甘精胰岛素是长效胰岛素,降糖作用可持续 24h。中效胰岛素作用时间可持续 10h 以上。短效胰岛素需要在餐前 30min 注射。超短效胰岛素在注射 5min 后就会发挥作用,故需在用餐前 5min 注射。预混胰岛素是将中效和短效胰岛素按一定比例混合。使用胰岛素一般从低剂量开始,然后根据患者血糖变化情况调整胰岛素用量。

2. 增强胰岛素敏感性的药物

2 型糖尿病患者体内并不缺乏胰岛素,而是发生了胰岛素抵抗,若单纯采用胰岛素及胰岛素类似物治疗,难以达到理想效果。因此,双胍类及噻唑烷二酮类等能够增强胰岛素敏感性的药物在临床上被广泛应用。临床上使用的双胍类药物包括二甲双胍、苯乙双胍、丁二胍等。此类药物通过抑制葡萄糖异生合成,增强外周组织对葡萄糖的摄取和利用,增强胰岛素敏感性来发挥降低血糖的作用。

【案例分析】

关于二甲双胍的新认识

二甲双胍主要作用于调节人体能量稳态的 AMP 活化蛋白激酶,即 AMPK,通过激活 AMPK 抑制肝脏输出葡萄糖、促进骨骼肌摄取葡萄糖和抑制肠道对葡萄糖的吸收等作用,从而达到降糖和减少能量摄入的效果。至今的研究表明,二甲双胍还作用于其他靶点,如抑制线粒体功能、刺激 β 内啡肽释放,以及升高血液循环中生长分化因子 15 (GDF15)表达,达到调控能量稳态的作用。有临床数据表明,二甲双胍有益于延年益寿,美国食品药品管理局现在已批准该项临床试验。

3. 促进胰岛素分泌的药物

促进胰岛素分泌的药物通过促进内源性胰岛素分泌,从而起到降低血糖的作用。传统的促进胰岛素分泌的药物主要包括磺酰脲类和非磺酰脲类。磺酰脲类药物可与胰岛 β 细胞表面的磺酰脲受体结合,刺激胰腺分泌胰岛素,常用的药物有格列苯脲和格列吡嗪等。非磺酰脲类药物也称为餐时血糖调节剂,其作用机制是通过使 β 细胞去极化,打开钙通道使钙流入增加,促进胰岛素早期分泌。临床常用的非磺酰脲类促泌剂主要有那格列奈和瑞格列奈等。

4. α-葡萄糖苷酶抑制剂

葡萄糖的重要来源之一是食物中的碳水化合物,α-葡萄糖苷酶的主要作用是将碳水化合物分解成葡萄糖,α-葡萄糖苷酶抑制剂可以有效阻断该过程,从而控制餐后血糖。临床上应用的 α-葡萄糖苷酶抑制剂有伏格列波糖、阿卡波糖和米格列醇等。

5. 新型降糖药物

除了传统的降糖药物以外,随着对糖尿病发病机制研究的深入,近年又陆续开发出了一些新型降糖药物,主要包括胰高血糖素样肽-1(GLP-1)类似物和二肽基肽酶Ⅳ(DPP-Ⅳ)抑制剂两类。

GLP-1由胰高血糖素原基因表达。在胰岛α细胞中,胰高血糖素原基因的主要表达产物经前激素转换酶1/3(PC 1/3)剪切生成胰高血糖素,在肠黏膜L细胞在前激素转换酶2剪切下生成GLP-1。在进食后,营养素的吸收刺激肠黏膜L细胞合成分泌GLP-1,通过血液输送至胰腺,作用于β细胞促进其合成分泌胰岛素,调控餐后血糖平衡。人体自身产生的GLP-1极易被体内的二肽基肽酶Ⅳ(DPP-Ⅳ)降解,其半衰期仅1～2分钟。鉴于此,近年陆续开发出GLP-1类似物和DPP-Ⅳ抑制剂。GLP-1类似物目前上市的药物有艾塞那肽和利拉鲁肽,在此基础上改良的缓释型利拉鲁肽也已上市。除了促进胰岛素分泌外,GLP-1类似物已被证明能减缓胃排空,从而减少餐后血糖波动,并刺激β细胞新生增殖以及减少凋亡。而DPP-Ⅳ是能水解GLP-1的蛋白酶,DPP-Ⅳ抑制剂能够抑制GLP-1的酶解,从而延长GLP-1的作用时间,起到治疗糖尿病的作用。目前市场上在售的药物主要有维格列汀和西他列汀。

■ 拓展阅读

胰岛素泵

早在20世纪60年代就有人尝试模拟生理性胰岛素分泌模式持续进行胰岛素皮下输注。70年代末期胰岛素泵雏形开始使用,但当时的胰岛素泵体积大、操作复杂,难以在临床推广。至20世纪90年代,随着制造技术的进步,胰岛素泵的体积越来越小,操作也越来越简便,剂量调节更精确和稳定。

胰岛素泵治疗是模拟胰岛素的生理性分泌模式,采用人工智能控制的胰岛素输入装置,持续皮下输注胰岛素,从而控制高血糖的一种胰岛素治疗方法。胰岛素泵内部有一个放短效或速效胰岛素的储药器,外部有一个显示屏及一些按钮,用于设置泵的程序。驱动马达可以灵敏缓慢地推动胰岛素从储药器经输注导管进入皮下。输注导管牢固地将泵与身体连接在一起(图3-8)。许多人选择腹部作为胰岛素给药部位,这个部位操作简便,且胰岛素吸收稳定。也可选择臀部、大腿外侧以及手臂三角肌等部位。

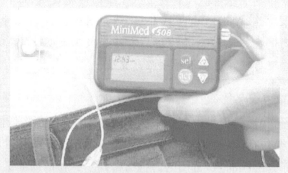

图3-8　胰岛素泵

胰岛素泵使胰岛素的供给更生理化和合理化,可以根据胰岛素生理分泌高峰期和胰岛素生理分泌低谷期来设定不同的用量。该方法使用短效或速效胰岛素,同一部位小剂量持续输注,不需每天多次注射,也能避免大剂量短效、中效胰岛素注射后在体内的重叠作用,减少低血糖的发生。

(六)糖尿病的预防和治疗

1.糖尿病的预防

糖尿病是一种非传染性疾病,虽具有一定的遗传因素,但后天的生活和环境因素起关键作用。因此,大多数糖尿病可以通过一些途径进行预防。糖尿病的预防包括三个层面,医学上称之为三级预防。

糖尿病的三级预防介绍如下:

一级预防指最大限度减少糖尿病的发生。一级预防措施注重饮食和运动。饮食摄入热量适当,注意低糖、低盐、低脂饮食以及高纤维摄入,维生素补充充足。注重适当的体育运动。

二级预防指早期发现糖尿病并进行积极治疗。生活中注重常规血糖监测,及早发现糖尿病临床症状,做到早诊断、早治疗。

三级预防指延缓糖尿病慢性并发症的发生和发展,减少伤残和病死率。加强监测糖尿病慢性并发症,做到早期发现和早期治疗。

2. 糖尿病的治疗

糖尿病的治疗方法多采用综合疗法。国际糖尿病联盟(IDF)提出了由五项基本措施组成的综合治疗方案,包括糖尿病教育、饮食控制、运动疗法、药物治疗和自我血糖监测。在这些综合治疗方案下,建立糖尿病患者的健康生活方式,配合药物治疗才能获得更好的疗效。五项综合疗法协调工作,糖尿病患者能同健康人一样生活。

糖尿病五项综合疗法介绍如下:

(1)糖尿病教育:使糖尿病患者了解糖尿病的有关知识,学会自我治疗所需的技能,并能以乐观积极的心态接受治疗。

(2)糖尿病饮食治疗:是糖尿病治疗中一项最重要的基本措施,无论病情轻重,无论使用何种药物治疗,均应长期坚持饮食控制。

(3)运动疗法:也是糖尿病的一项基本治疗措施,要求糖尿病患者坚持适当的体育锻炼,有利于病情控制。

(4)药物治疗:是指在饮食和运动治疗基础上选用合适的降糖药物,使血糖维持在基本正常水平,根据患者的具体情况进行个体化处理。

(5)糖尿病自我监测:糖尿病患者需长期进行血糖监测和并发症监测,及时了解病情,早期发现和防治并发症。

二、低血糖症

人体血糖浓度常低于 3.9mmol/L,伴或不伴低血糖的临床症状,均称为低血糖症。2005 年,美国糖尿病协会对低血糖进行了重新定义和分类,把无低血糖症状但测得血糖值≤3.9mmol/L 定义为无症状低血糖症。与有症状的低血糖相比,无症状低血糖症存在隐匿性,其风险超过有症状的低血糖。

引起低血糖症的常见病因有胰腺肿瘤、应用降糖药物以及皮质醇等激素分泌不足、重度营养不良、妊娠后期、胃肠手术等情况。此外,神经体液对胰岛素分泌或糖代谢调节的不稳定,迷走神经紧张性增高使胃排空加速等情况也可引起功能性低血糖。

低血糖患者常表现为面色苍白、心悸、肢冷、冒冷汗、手颤、腿软、肢体乏力、头昏、眼花、饥饿感、恐慌与焦虑等,进食后缓解,严重的会出现大脑皮质受抑制,意识不清等症状。长期低血糖可发生广泛的神经系统损害与并发症,延误诊断与治疗会造成永久性神经病变,严重者可因脑水肿而死亡。因此,低血糖症是一种非常严重的疾病,需要及时干预和治疗。

三、半乳糖血症

半乳糖血症是血中半乳糖增高的中毒性临床代谢综合征,是常染色体隐性遗传代谢性疾病。

半乳糖代谢有3种关键酶,酶中的任何一种先天性缺陷均可致半乳糖血症。经典型半乳糖血症发生于半乳糖代谢的第2步,即1-磷酸-半乳糖尿苷转移酶缺乏,导致其前体1-磷酸-半乳糖堆积,肝、肾、脑组织是主要受累器官。若是缺陷杂合子,则半乳糖代谢的相关酶活性约为正常人的1/2,若是缺陷纯合子,则半乳糖代谢的相关酶活性会显著降低。

半乳糖血症急性患儿在出生后数天,因哺乳或人工喂养牛乳中含有半乳糖,婴儿会出现拒乳、呕吐、腹泻、肝大、黄疸、腹胀、低血糖、蛋白尿等。若是轻型病程,随着患者年龄增长逐渐出现发音障碍、白内障、智力障碍及肝硬化等现象。

患儿的预后取决于能否得到早期诊断和治疗,未经正确治疗者大都在新生儿期死亡。获得早期确诊的患儿生长发育大多正常,但多数在成年后有学习障碍、语言困难或行为异常等问题。该病还没有彻底的治疗方法,主要采用饮食治疗,即在饮食中去除半乳糖,婴儿改用豆浆、米粉等并辅以维生素、脂肪等营养物质代替乳类食品。

四、糖原贮积症

糖原贮积症又称糖原累积症、糖原代谢病,是因肝、肌肉和脑组织的某些糖原代谢酶的缺乏,使糖原不能正常分解或合成,糖原结构和数量发生异常的一组隐性遗传性代谢性疾病。此病于1928、1929年由荷兰的几位医生最早发现,多数是糖原分解酶缺乏,糖原在组织中沉积过多引起,极少数是由于糖原合成酶缺乏,表现为组织中糖原储存过少。本病累及多器官组织,包括肝、肾、心和肌肉等,大多表现为低血糖。糖原贮积症有很多类型,其中Ⅰ、Ⅲ、Ⅵ、Ⅸ型以肝脏病变为主,Ⅱ、Ⅴ、Ⅶ型以肌肉组织受损为主。最严重的糖原贮积症是Ⅱ型,全身组织均有糖原沉积,尤其是心肌因糖原浸润肥大明显,婴儿型最早于出生后1个月发病,很少生存到1岁。

■ 了解一下

人工合成牛胰岛素

1958年,胰岛素化学结构的解析获得诺贝尔化学奖。同年,中国科学院上海生物化学研究所提出人工合成胰岛素项目。该项目被列入1959年国家科研计划,由中国科学院上海生物化学研究所、中国科学院上海有机化学研究所和北京大学化学系三个单位主持,以钮经义、龚岳亭、邹承鲁、杜雨苍、季爱雪、邢其毅、汪猷、徐杰诚等人组成协作组,在前人对胰岛素结构和肽链合成方法研究的基础上,开始探索用化学方法合成胰岛素。中国科学家们首先确立了合成牛胰岛素的路线,历经曲折,奋斗近7年,在1965年9月17日第一次人工全合成了与天然牛胰岛素化学结构相同并具有生物活性的牛胰岛素。

【课后作业】
1. 糖的生物学功能有哪些?过量摄入糖会有哪些危害?
2. 如果你的家人是糖尿病患者,请调查他的血糖监测方式并提出合理化建议。

第四章 | 蛋白质代谢

课前思考题

1. 细胞内蛋白质的合成与降解,哪个更重要?

2. 酶是如何影响代谢速度的?

3. 细胞内氨基酸是否也存在合成与分解的平衡?

4. 你是否了解蛋白质折叠病?

重要知识点

1. 蛋白质的空间结构。

2. 酶的调节。

3. 蛋白质降解与蛋白质生物合成的基本途径。

4. 蛋白质与氨基酸代谢病。

4-1 PPT

第一节 蛋白质总论

一、蛋白质在人体中的功能

蛋白质是人体重要的物质基础,是生命功能的全面体现者。生物体内除水以外,蛋白质是机体中含量最多的组分,约占人体干重的 45%。蛋白质在生物体内执行着多种重要功能,体现在以下几方面:

(1)生物催化剂:生物催化剂酶大部分是蛋白质,促进各类代谢反应进程。

(2)调节代谢反应:蛋白质或肽类激素,如胰岛素和生长素等,在体内对糖代谢、脂代谢和蛋白质代谢等起调节作用。

(3)运输载体:具有运输功能的蛋白质,如红细胞中的血红蛋白运输 O_2 和 CO_2,载脂蛋白运输脂类物质,还有运铁蛋白等。

(4)参与机体运动:依靠与肌肉收缩有关的肌球蛋白、肌动蛋白等实现心跳、胃肠蠕动、肢体运动等。

（5）参与机体防御：机体自身产生免疫球蛋白抗体抵抗外来侵害。

（6）接受传递信息：多种蛋白质参与外界信号的接受和传递，如细胞膜受体蛋白、口腔中的味觉蛋白、视网膜中的视觉蛋白、各路信号转导通路上的蛋白质等。

（7）调节或控制细胞的生长分化、遗传信息的表达。蛋白质通过与DNA、RNA的相互作用，调节基因的转录和翻译，如转录因子等。

（8）其他功能：储存营养，如鸡蛋清蛋白和牛奶中的酪蛋白；组织结构蛋白，如胶原蛋白、纤维蛋白；特异生物学功能蛋白，如毒素蛋白。

二、蛋白质特性

（一）蛋白质的元素组成

所有蛋白质都含有碳（C）、氢（H）、氧（O）、氮（N）四种元素，大多数蛋白质还含有少量硫（S），有些蛋白质含有一些其他元素，如磷（P）、铁（Fe）、铜（Cu）、钼（Mo）、碘（I）等。蛋白质中氮是特征元素，且含量恒定，为16%左右，即100g蛋白质含有16g氮。

（二）蛋白质的分类

1. 根据组成不同分类

（1）单纯蛋白质：指完全由氨基酸组成的蛋白质，如清蛋白、球蛋白、谷蛋白、醇溶谷蛋白、组蛋白、精蛋白、硬蛋白。

（2）结合蛋白质：指含有非蛋白质成分辅基的蛋白质，如含有糖链、脂链、磷酸基团等。

糖蛋白：由简单蛋白质与糖类物质组成，如细胞膜上的糖蛋白。

脂蛋白：由简单蛋白质与脂类结合而成，如血清 α-、β-脂蛋白等。

核蛋白：由简单蛋白质与核酸结合而成，如细胞核中的核糖核蛋白等。

色蛋白：由简单蛋白质与色素结合而成，如血红蛋白、过氧化氢酶、细胞色素 c 等。

磷蛋白：由简单蛋白质与磷酸组成，如胃蛋白酶、酪蛋白、角蛋白、弹性蛋白、丝蛋白等。

2. 根据分子形状分为

（1）球状蛋白质：外形接近球形或椭球形，折叠紧密，对称性佳，溶解度好。大多数蛋白质属于球状蛋白质。

（2）纤维状蛋白质：外形呈细棒或纤维状，对称性差，包括可溶性的（如肌球蛋白、血纤维蛋白原等）和不溶性的（如胶原蛋白、弹性蛋白等）。

3. 根据功能分类

（1）活性蛋白：指生命活动过程中一切有生理功能的蛋白质以及它们的前体分子。绝大多数蛋白质属于活性蛋白质，如酶、激素蛋白、运输蛋白、储存蛋白、运动蛋白、保护或防御蛋白、受体蛋白、控制生长和分化蛋白、毒蛋白、膜蛋白等。

（2）结构蛋白质：指对生物体起支持和保护作用的蛋白质，包括胶原蛋白、角蛋白、丝蛋白、弹性蛋白等。

（三）蛋白质的空间结构

蛋白质是生物大分子，相对分子质量通常为6000～100万，甚至更大。蛋白质分子会形成较复杂的空间构象。蛋白质结构人为分成一级、二级、三级和四级（图4-1）。

一级结构：蛋白质多肽链的氨基酸顺序，维系一级结构的主要化学键是肽键。

二级结构：蛋白质多肽链主链在空间的走向，有些呈有规律的空间排列，如构成 α-螺旋、β-折叠、β-转角等，有些排列没有规律，称为无规卷曲。维系二级结构的化学键主要是氢键。

三级结构：蛋白质所有原子的三维空间排列，包括二级结构要素和侧链在空间上的相互关系。氢键、盐键、疏水作用、范德华力等次级键参与三级结构的形成。

四级结构：多体蛋白质（含多个亚基）各亚基之间的相互关系和空间位置。维系四级结构的作用力主要是疏水作用、静电吸引等。

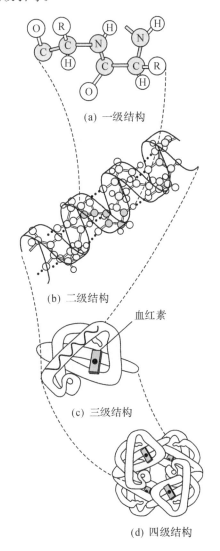

(a) 一级结构

(b) 二级结构

血红素

(c) 三级结构

(d) 四级结构

图 4-1 血红蛋白空间结构示意

(a)血红蛋白一级结构由 4 条肽链组成；(b)二级结构富含 α-螺旋；(c)三级结构含血红素辅基，亲水性侧链基团在分子表面，疏水性基团在分子内部，为球状蛋白；(d)四条肽链在三级结构基础上以正四面体的方式排列，彼此之间以非共价键相连形成血红蛋白四级结构。

（四）蛋白质的变性与复性

1. 蛋白质变性

生物大分子蛋白质的结构和功能并不始终稳定。当蛋白质受物理或化学因素影响，蛋白质分子原有特定的空间结构发生改变时，会导致蛋白质性质改变乃至生物活性的丧失，这个过程称为蛋白质变性。能使蛋白质变性的物理因素包括加热、紫外线、X 射线、超声波等，化学因素包括酸、碱、有机溶剂、蛋白质变性剂（如尿素、盐酸胍）、重金属盐等。

变性后的蛋白质特性会发生变化，表现在：①溶解度降低；②空间结构被破坏，但肽键未被破坏,故其组成和相对分子质量不变;③变性后内部基团暴露使化学反应基团增加;④分子对称性下降,结晶能力丧失;⑤对蛋白酶水解敏感性增加,更易被酶降解;⑥生物活性降低或全部丧失。

2.蛋白质复性

当变性因素除去后,蛋白质重新回复到天然构象,恢复活性,这个过程称为复性。并不是所有的变性蛋白质都能成功复性,很多蛋白质变性后的空间结构无法回归天然构象而无法完全或部分复性。

（五）蛋白质的沉淀作用

可溶性蛋白质在水溶液中呈胶体状态。蛋白质分子表面亲水性基团水化后形成一层水化层,蛋白质分子表面所带基团与溶液中相反离子之间形成双电子层,水化层和双电子层的存在使蛋白质分子与分子之间保持一定距离,不会聚集而沉淀。若破坏蛋白质分子的水化作用或者减弱分子间同性相斥作用,蛋白质在水中的溶解度会降低而发生沉降,这被称为蛋白质的沉淀作用。

下面介绍几种常见的蛋白质沉淀方法。

1.加中性盐

向蛋白质溶液中加入高浓度的中性盐,如硫酸铵、硫酸钠、氯化钠等,破坏蛋白质的胶体性质,使蛋白质的溶解度降低而从溶液中析出,该过程又称为盐析。

2.加有机溶剂

极性有机溶剂如甲醇、乙醇、丙酮等能使蛋白质在水中的溶解度显著降低而发生沉淀。

3.加重金属盐

带负电荷的蛋白质,可与 Hg^{2+}、Pb^{2+}、Cu^{2+}、Ag^+ 等重金属盐形成不溶性盐而变性沉淀。

4.加有机酸试剂

带正电荷的蛋白质与苦味酸、三氯醋酸等化合物的负电基团结合,形成不溶性盐发生沉淀。

5.加热变性蛋白质

加热会破坏蛋白质分子表面的水化作用及蛋白质分子内部的氢键,使蛋白质分子空间结构解体,蛋白质发生变性并沉淀。

三、酶的认识

（一）酶的定义与特征

1.酶的定义

酶是一类由活细胞产生的、以蛋白质为主要成分、具有催化功能的生物催化剂。生物催化剂包括蛋白酶、核酶(DNA 或 RNA)、抗体酶、生物有机分子和催化活性肽等。其中,蛋白酶占比最多、种类最丰富,目前发现催化活性高的酶基本上是蛋白酶。

2.酶的特征

酶具有一般催化剂的共同特征,只催化热力学上允许进行的反应,即吉布斯自由能变化 (ΔG)>0的反应不能进行,ΔG<0 的反应才能进行。它们的功能是改变反应速度,但不改变反应的平衡常数,酶自身在反应前后没有变化。

与一般催化剂相比,酶又具有以下特性:①酶促反应条件温和,通常在常温、常压、中性 pH 下催化反应就能发生。酶促反应效率很高,反应速度与不加催化剂相比可提高 $10^8 \sim 10^{20}$ 倍,与加普通催化剂相比可提高 $10^7 \sim 10^{13}$ 倍。②酶作用具有专一性,即酶只能对特定的一种或一类底物起作用。这种专一性是由酶蛋白的立体结构所决定的。③酶具有易变敏感性,酶易受各种环境因素的影响,如 pH、温度、其他离子的存在等。酶的活性在活细胞内受到精密严格的调控。此外,有些酶可催化某些特异的化学反应。

（二）酶的活性中心

酶的活性中心是指酶分子中直接与底物结合并起催化反应的空间部位,包括结合部位和催化部位。结合部位是指酶分子中与底物结合的部位或区域,一般由 1 到数个氨基酸残基组成。催化部位是指酶分子中促使底物发生化学变化的部位。通常结合部位决定酶的专一性,催化部位决定酶所催化反应的性质。

酶活性中心一般由少数氨基酸残基构成,是个三维实体,构象能与底物在结合过程中契合,结合部位往往位于酶分子表面的裂缝内。酶活性中心具有一定的柔性和运动性,在与底物结合及反应的过程中,构象能发生一定改变。

酶与底物结合的作用力包括氢键、盐键、疏水作用和范德华力。

此外,酶分子上还存在影响酶活性的调控部位,是指酶分子中一些可以与其他分子发生某种程度结合的部位。当调控部位与其他分子结合后,会引起酶分子空间构象的变化,从而影响酶的活性中心,对酶起激活或抑制作用。

（三）酶作用的专一性及相关假说

1. 酶作用的专一性

酶对底物的作用普遍具有专一性,包括绝对专一性、相对专一性和立体异构专一性。

（1）绝对专一性。有些酶只作用于一种底物,催化一个反应,而不作用于任何其他物质。如脲酶只能催化尿素水解,而对尿素的各种衍生物（如尿素的甲基取代物或氯取代物）不起作用。

（2）相对专一性。这类酶对结构相近的一类底物有作用,如键专一性和簇（基团）专一性。例如,α-D-葡萄糖苷酶要求 α-糖苷键,并且 α-糖苷键的一端必须有葡萄糖残基,即 α-葡萄糖苷,而对键的另一端 R 基团则要求不严。

（3）立体异构专一性呢。这类酶能辨别底物不同的立体异构体,只对其中的某一种构型起作用,而不催化其他异构体。包括旋光异构专一性和几何异构专一性。例如,延胡索酸水化酶只作用于延胡索酸（反丁烯二酸）或逆反应的底物苹果酸,而不能作用于顺丁烯二酸。

2. 专一性的相关假说

该如何解释酶的专一性?科学家们先后提出了几种假说来说明这个问题。

（1）锁钥学说。锁钥学说由德国化学家 E. Fischer 于 1894 年提出,认为整个酶分子的天然构象是具有刚性结构的,酶表面具有特定的形状,酶与底物的结合如同一把钥匙对一把锁。

（2）三点附着学说。该学说是 A. Ogster 在研究甘油激酶催化甘油转变为磷酸甘油时提出来的。该学说认为,立体异构体底物虽然基团相同,但空间排列不同,这就可能出现这些基团与酶分子的结合基团能否同时互补配对的问题,只有三点都互补配对时,酶才能作用于这个底物。该学说亦属于"刚性模板"学说。

（3）诱导契合学说。科学家后来发现,当底物与酶结合时,酶分子上的某些基团常常发生明显的变化。另外,酶常常能够催化同一个生化反应中正逆两个方向的反应。因此,锁钥学说把酶的结构看成固定不变不符合实际情况。1958 年,D. E. Koshland 提出诱导契合学说（图 4-2）。该学说认为酶分子表面并没有一种与底物互补的固定形状,只是由于底物的诱导才形成了互补形状。当酶分子与底物分子接近时,酶蛋白受底物分子的诱导,其构象发生有利于底物结合的变化,酶与底物在此基础上互补契合,进行反应。反应结束产物从酶上脱落,酶的活性中心又恢复了原来的构象。酶(如羧肽酶A等)与底物结合的X射线晶体衍射研究结果有力地支持了这个学说(图4-3)。

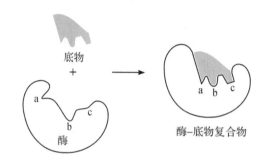

图 4-2　诱导契合学说

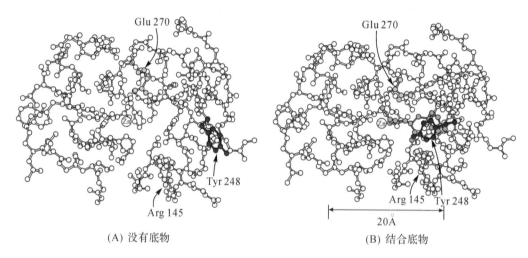

(A) 没有底物　　　　　　　　(B) 结合底物

图 4-3　羧肽酶A与底物结合前后活性中心构象变化

(四)酶高效催化的原因

生物催化剂酶是如何获得比一般催化剂更强的催化能力的？目前认为,酶促反应具有高效率的原因是多种催化机制的综合,可以从它的作用过程、作用环境及作用机制去理解。

1. 邻近定向效应

在酶促反应中,底物分子结合到酶的活性中心,一方面底物在酶活性中心的有效浓度大大增加,有利于提高反应速度;另一方面,由于活性中心的立体结构和相关基团的诱导与定向作用,使底物分子中参与反应的基团相互接近,并被严格定向定位,使酶促反应具有高效率和专一性特点。

2. "张力"和"形变"

底物与酶结合,诱导酶的分子构象发生变化,变化的酶分子又使底物分子的敏感键产生"张力",甚至"形变",从而促使"酶-底物"中间产物进入过渡态,降低反应活化能,促进反应发生。

3. 酸碱催化

酶活性部位上的某些基团可以作为良好的质子供体或质子受体对底物进行酸碱催化。

4. 共价催化

酶分子通过提供电子或吸取电子,与底物迅速形成不稳定的反应活性很高的共价过渡产物,使反应活化能降低,从而提高反应速度。

5．金属离子催化

在金属离子的辅助下，酶及底物过渡到中间络合物状态，降低整个反应活化能，从而提高反应速度。大约有三分之一的酶促反应需要金属离子作为辅助因子或活化剂。

6．酶活性中心的疏水环境效应

酶活性中心通常具有疏水侧链，是低介电环境。在低介电环境下反应基团具有更强的反应性，更有利于反应发生。

（五）影响酶反应速度的外界因素

酶具有易变敏感的特性，其活性受到环境 pH、温度及其他化合物的影响，同时酶促反应速度还与底物浓度、酶浓度等因素有关。

1．底物浓度的影响

在酶分子未被底物分子饱和之前，即酶过量时，酶促反应速度会随着底物浓度的增大而增大。当酶分子被底物分子饱和后，酶促反应速度不再受底物浓度增大的影响。

2．酶浓度影响

当底物浓度足够大，即底物过量时，酶促反应速度会随着酶浓度的增大而增大。当底物分子被酶分子饱和后，酶促反应速度不再受酶浓度增大的影响。

3．pH 对酶促反应速度的影响

在一定的 pH 下，酶具有最大的催化活性，通常称此 pH 为该酶的最适 pH。低于或高于最适 pH，酶活性会降低甚至丧失。不同的酶具有不同的最适 pH。溶液 pH 会影响酶与底物侧链基团的解离状态以及它们的结合状态，从而影响酶的催化活性。此外，过高、过低的 pH 也会导致酶蛋白变性。

4．温度对酶促反应速度的影响

温度的改变会影响酶的活性。在其他反应条件不变的情况下，酶具有最大催化活性时的温度为该酶在该反应条件下的最适温度。不同的酶具有不同的最适温度，例如，唾液淀粉酶的最适温度一般是 37℃，蔗糖酶的最适温度一般为 50℃。酶的最适温度与反应时间、底物浓度、离子强度、pH 等其他反应条件有关，温度升高会促进分子运动，从而增大反应速度，同时也会诱导酶的失活。

5．激活剂对酶促反应速度的影响

能提高酶活性的化合物称为酶的激活剂，如一些无机离子，这些离子可与酶分子上的氨基酸侧链基团结合，作为酶活性部位的组成部分起作用。例如，Cl^- 是唾液淀粉酶的激活剂。

6．抑制剂对酶促反应速度的影响

有些物质与酶分子上某些基团结合，使酶活性中心的化学性质发生改变，导致酶活性下降或丧失，这种现象称为酶的抑制作用，能够引起酶的抑制作用的化合物则称为抑制剂。酶的抑制剂一般能够与酶以非共价或共价的方式结合。以非共价方式结合的酶暂时丧失活性，抑制剂可通过透析等方法被除去，然后部分或全部恢复酶的活性，称为酶的可逆抑制作用。抑制剂与酶反应中心的活性基团以共价形式结合，会引起酶的永久性失活，这种抑制称为不可逆抑制作用。许多临床药物都是特定酶的抑制剂，如降血脂作用的酶抑制剂、抗血栓作用的酶抑制剂、抗肿瘤作用的酶抑制剂、抗 HIV 复制的酶抑制剂、抗炎症的酶抑制剂和其他酶抑制剂。

■ 拓展阅读

酶抑制剂与药物

20世纪60年代初,Umezawa提出了酶抑制剂的概念,从而将药物研究扩大到酶抑制剂的新领域。酶已成为最重要的药物靶点之一。在目前上市的药物中,以受体为作用靶点的药物约占52%,以酶为靶点的药物约占22%,以离子通道为靶点的药物约占6%,以核酸为靶点的药物约占3%。迄今多种具有重要生物功能的酶抑制剂被研发,用于治疗相关疾病,如酶抑制剂用于降血脂、抗血栓、抗肿瘤、抑制HIV复制、抗炎症和其他。

以酶为靶点开发新药仍存在巨大潜力,今后很长一段时间仍然是发现新药的重要着手点。同样以植物、微生物、真菌、昆虫等重要功能酶为靶点,可以开发各类除草剂和农药。

酶抑制剂的主要来源:一是天然化合物,来源于动植物和各种微生物;二是从人工合成的化合物库中筛选酶抑制剂。

(六)酶活性的调节

酶活性在体内受到精密调控。代谢途径中关键步骤酶的活性影响到整个代谢途径的快慢,进而影响生理功能。酶的调节包括基因水平酶量的调节,即酶蛋白表达量的调节,以及酶分子水平的活性调节。前者是慢调节,酶蛋白的表达运输需要时间,一般4~5小时才能起作用。后者是快调节,在几分钟甚至几秒钟内起作用。酶分子水平的活性调节主要包括酶的别构效应和酶的可逆共价调节。

1. 酶的别构效应

酶的别构效应是指酶与一个配体(底物、调节物)结合后可以影响酶与另一个配体(底物)的结合能力。由于效应物与酶的结合,引起酶的构象变化,从而影响了酶与后续配体或底物的结合。别构酶一般是寡聚酶,由多亚基组成,包括催化部位和调节部位。当配体与一个亚基结合时,该亚基构象发生改变,使得其他亚基更容易与配体或底物结合,该别构效应称为正协同效应。当配体与一个亚基结合,使得其他亚基更难与配体或底物结合,该别构效应称为负协同效应。两者的动力学过程不同(图4-4)。配体与酶的结合可以促进酶的活性,也可以抑制该酶的活性,若该配体能促进酶的活性,则该配体被称为正效应物;若该配体能抑制酶的活性,则该配体被称为负效应物。例如,天冬氨酸转氨甲酰酶,催化尿嘧啶核苷酸合成代谢的限速步骤,ATP是这个酶的正效应物,能促进反应速度,CTP是负效应物,抑制整条代谢途径的反应速度。

4-2 天冬氨酸转氨甲酰酶效应物调节

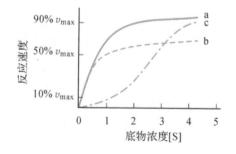

图4-4 别构酶与非调节酶动力学曲线的比较

a—非别构酶,b—负协同效应,c—正协同效应

2. 酶的可逆共价调节

酶的可逆共价调节指通过其他酶对该酶肽链上某些基团进行可逆的共价修饰,使酶处于活性和非活性形式的互变状态。常见的可逆共价调节有磷酸化/脱磷酸化、腺苷酰化/脱腺苷酰化、乙酰化/脱乙酰化、尿苷酰化/脱尿苷酰化、甲基化/脱甲基化、S-S/SH 等相互转变。

【案例分析】

糖原磷酸化酶的可逆共价调节

糖原磷酸化酶通过磷酸化/脱磷酸化对其活性进行调节,进而影响血液中血糖的含量(图 4-5)。在相应的磷酸化酶激酶的作用下,亚基发生磷酸化,形成四聚体的寡聚酶构象,此时它具有水解糖原生成葡萄糖,升高血糖的功能。当在相应的磷酸化酶磷酸酶作用下,亚基上的磷酸基团被水解,四聚体变成了两个二聚体结构,此时的酶没有活性,糖原降解成葡萄糖的过程被抑制。

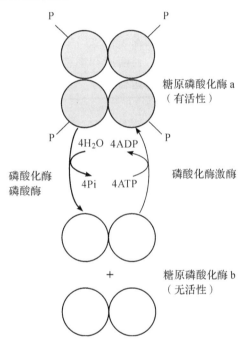

图 4-5 糖原磷酸化酶的共价调节(有活性的糖原磷酸化酶 a 和无活性的糖原磷酸化酶 b 的互变)

第二节 蛋白质生物降解与合成

一、蛋白质的生物降解

(一)外源蛋白质的降解

食物中的蛋白质需水解成氨基酸及小肽后方能被人体吸收。唾液中不含水解蛋白质的酶,食物蛋白质的消化从胃开始,主要在小肠。胃内消化蛋白质的酶是胃蛋白酶。胃蛋白酶由胃黏膜细胞合成并分泌,经过胃酸激活而发挥作用。蛋白质在胃内消化很不完全,消化产物及未被消化的蛋白质在小肠内经胰液和小肠黏膜细胞分泌的多种蛋白酶及肽酶的共同作用进一步水解为氨基酸。

胰腺分泌的各种蛋白酶可分为两类：①内肽酶，可以水解蛋白质分子内部的肽键，包括胰蛋白酶、糜蛋白酶和弹性蛋白酶等。②外肽酶，从蛋白质肽链的两端水解下氨基酸，包括氨肽酶和羧肽酶。

消化后蛋白质被水解为可被吸收的氨基酸和2～3个氨基酸的小肽。过去认为只有游离氨基酸才能被吸收，现在发现2～3个氨基酸的小肽也可被吸收。被吸收的氨基酸通过肠黏膜细胞进入肝门静脉，随后被运送到肝脏和其他组织或器官被利用。

（二）内源蛋白的降解

活细胞内的蛋白质处于合成、修饰与降解的代谢更新之中。细胞总是有选择地降解非正常蛋白质，例如结构有缺陷的蛋白质或定位有错误的蛋白质等；细胞也会降解正常蛋白质用于调节该蛋白质在细胞中的量及功能。不同蛋白质在细胞内的存活时间各不相同，短则几分钟，长则几星期或更长。降解最迅速的蛋白质一般是位于重要的代谢调控位点的蛋白酶，它们的降解也是代谢调控的一种方式。而功能较为稳定的酶及结构蛋白半衰期相对较长。保持细胞正常的蛋白质代谢对于维持生命的正常功能至关重要。目前所知细胞内蛋白质的降解主要通过两种途径：溶酶体降解途径和泛素介导的蛋白酶体降解途径。

1. 蛋白质溶酶体降解途径

溶酶体降解途径是一个非选择性蛋白质降解途径，主要降解通过吞噬作用或胞饮作用进入细胞内的蛋白质和一部分细胞内源性蛋白质。已发现溶酶体内有几十种酸性水解酶，包括蛋白酶、核酸酶、磷酸酶、糖苷酶、脂肪酶、磷酸酯酶及硫酸酯酶等。胞液中有些蛋白质的N端含有KFERQ肽信号，这些蛋白质可以被热激同源蛋白70（HSC70）识别并结合，HSC70帮助这些蛋白质进入溶酶体被蛋白水解酶降解。胞外蛋白则通过胞吞作用或胞饮作用进入细胞溶酶体内而被降解。

4-3 溶酶体的异体吞噬和自体吞噬

2. 泛素（ubiquitin）介导的蛋白酶体降解途径

泛素介导的蛋白质降解途径是受严格时空调控的特异性蛋白质降解途径。泛素系统广泛存在于真核生物中，是精细的特异性蛋白质降解体系。真核生物中内源蛋白质的降解绝大多数由泛素系统完成。该系统包括泛素及其启动酶系统和蛋白酶体系统。泛素启动酶系统（泛素活化酶 E_1、泛素载体蛋白 E_2 以及泛素连接酶 E_3）负责活化泛素，并将其结合到待降解的蛋白质上，形成靶蛋白多聚泛素链，即蛋白质泛素化。蛋白酶体系统可以识别已泛素化的蛋白质并将其降解，泛素被重新释放用于下一轮循环。泛素系统在真核生物中具有非常重要的生理作用，通过特异性降解蛋白质，调节细胞分化，参与转录、分泌和细胞形成等过程，与人类疾病如肿瘤、神经退行性疾病、心血管疾病的发病密切相关。近年来作为生物化学研究的重大成果之一，泛素介导的蛋白酶体降解途径已成为研发新药的新靶点和新思路。

4-4 蛋白质泛素依赖性降解途径

二、蛋白质的生物合成

（一）蛋白质生物合成基本过程

蛋白质生物合成是指细胞按照遗传中心法则，依据从脱氧核糖核酸（DNA）转录得到的信使核糖核酸（mRNA）上的遗传信息合成蛋白质的过程，亦称为翻译。通过这个过程，mRNA分子中的碱基排列顺序转变为蛋白质或多肽链中的氨基酸排列顺序。

参与蛋白质生物合成的成分有 200 种以上,主要包括 mRNA、转运 RNA(tRNA)、核糖核蛋白体以及有关的酶和蛋白质因子等。核糖体是蛋白质合成的场所,mRNA 是蛋白质合成的模板,tRNA 是模板与氨基酸之间的接合体。此外,有几十种氨酰-tRNA 及合成酶,多种起始因子、延伸因子、终止因子和 100 多种翻译后加工酶参与蛋白质的合成和加工过程。蛋白质生物合成过程中需要 ATP 或 GTP 提供能量,并需镁离子和钾离子的参与。

真核生物蛋白质合成时,核糖体大小亚基分离,翻译起始 Met-tRNAi^{Met} 和 mRNA 分别与核糖体小亚基结合,然后与核糖体大亚基结合,形成翻译起始复合物,该过程有多种起始蛋白因子参与。此时,核糖体内形成 A 位和 P 位两个氨酰-tRNA 可以进驻的位置。根据 mRNA 密码序列的指导,与密码子配对的氨酰-tRNA 进驻 A 位,与 P 位氨酰-tRNA 上的氨基酸残基发生转肽反应,P 位肽链连到 A 位氨基酸残基上,肽链延长一个氨基酸残基,此时卸载的 P 位 tRNA 离开核糖体,核糖体向前移位,A 位的肽酰-tRNA 移到 P 位,空的 A 位继续添加与下一个密码子配对的氨酰-tRNA(图 4-6)。如此循环往复,肽链从 N 端向 C 端延伸,直到遇到终止密码,蛋白质合成终止。

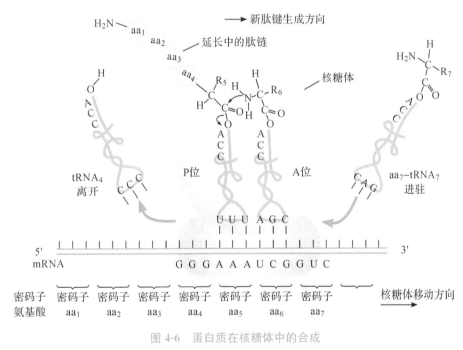

图 4-6　蛋白质在核糖体中的合成

拓展阅读

非核糖体合成多肽

蛋白质在核糖体中通过三联体密码精确合成是分子生物学中心法则的内容之一。但是迄今发现在细菌、放线菌和真菌等生物中,许多多肽类生物活性物质可通过非核糖体途径合成,如青霉素、头孢霉素、万古霉素等抗生素和免疫抑制剂环孢菌素,以及分枝杆菌素、鼠疫杆菌素等毒性载铁多肽。这个过程需要非核糖体多肽合成酶系的参与。非核糖体多肽合成酶系是一类多功能蛋白质复合体,能识别、激活、转运氨基酸底物并按特定顺序合成多肽,每一个非核糖体合成酶负责多肽上一个肽键的形成。非核糖体合成多肽机制的研究有助于寻找多肽类生物活性物质,以及通过人工操作非核糖体合成酶系生产多肽类药物。

（二）蛋白质合成后加工

合成后的蛋白质需要通过一定的加工、修饰及正确定位才能发挥正常功能。

（1）新生肽链的折叠：新合成的肽链经过折叠形成特定空间结构。这一过程主要在细胞内质网中进行，一般需要在折叠酶和分子伴侣参与下才能完成。

（2）N端甲酰蛋氨酸或蛋氨酸的切除：在肽链合成后或肽链延长过程中，由脱甲酰基酶或氨基肽酶催化，将N端甲酰蛋氨酸或蛋氨酸残基水解切除掉。

（3）氨基酸残基侧链的修饰：例如，丝氨酸和苏氨酸残基的磷酸化、脯氨酸和赖氨酸残基的羟基化、组氨酸残基的甲基化和谷氨酸残基的羧基化等。

（4）辅基的连接和亚基的聚合：多肽链进一步与辅基结合。具有两个或两个以上亚基的蛋白质，在各肽链合成后，通过非共价键将各亚基聚合形成具有生物活性的多聚体。

（5）水解修饰：一些多肽链合成后，在蛋白水解酶作用下去除某些肽段或氨基酸残基，形成有活性的蛋白质。

（6）靶向输送：蛋白质合成后，定向地被输送到其执行功能的场所。

生物体内蛋白质合成的速度，与转录水平及翻译过程的调控有关，受激素、细胞周期、生长发育、健康状况和生存环境等多种因素及参与蛋白质合成的众多生化物质变化的影响。转录和转录后加工及mRNA的结构和性质（如帽子结构和多聚A尾巴）等可以对蛋白质合成过程进行调控。真核起始因子也是翻译速度的限制因子，能调节翻译的速度。

拓展阅读

蛋白质合成与抗生素

抗生素可以作用于从DNA复制到蛋白质生物合成的遗传信息传递链的多个环节，阻抑细菌或肿瘤细胞的蛋白质合成，从而发挥药理作用。许多临床有效的抗生素是通过特异抑制原核生物的蛋白质合成而发挥作用的，它们抑制细菌生长而不损害人体细胞。利用两类生物蛋白质合成的差异，可以找出治疗细菌、病毒感染的药物。例如链霉素、卡那霉素、新霉素等，主要抑制革兰氏阴性细菌蛋白质合成；氯霉素是广谱抗生素，抑制细菌蛋白质的生物合成；还有干扰素能阻断病毒蛋白质的合成等。蛋白质合成的重要步骤可作为抗菌、抗病毒药物研发的靶点。

第三节　氨基酸代谢

一、氨基酸在体内的转变

外源食物蛋白或内源细胞蛋白通过生物降解作用生成各种氨基酸。组成蛋白质的氨基酸主要有20种，称为基本氨基酸。此外，细胞内还存在许多非蛋白质氨基酸，它们大多是代谢的中间产物，如鸟氨酸、瓜氨酸、高丝氨酸等。有些具有重要的生理功能，如 γ-氨基丁酸是重要的神经递质。

氨基酸在人体内也一直处于动态平衡之中（图4-7）。当细胞内氨基酸缺乏时，细胞内以某些含碳化合物，如 α-酮戊二酸、草酰乙酸和延胡索酸等为碳骨架，与氨基供体一起合成新氨基酸。细胞内的氨基酸也可以作为原料,去重新合成新蛋白质,或脱氨基作用生成糖和酮体。另外,氨基酸的分解代谢过程也可以为机体生命活动提供能量。

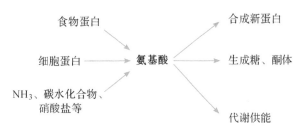

图 4-7 氨基酸在体内的转变

二、氨基酸的分解代谢

氨基酸的分解代谢主要在肝脏中进行。氨基酸的分解代谢一般是先脱去氨基,形成的碳骨架进一步被氧化成 CO_2 和 H_2O,产生 ATP,也可以作为碳架去合成糖和脂肪酸。氨基酸的脱氨基作用包括氧化脱氨基作用、非氧化脱氨基作用、转氨基作用和联合脱氨基作用等,其中机体主要借助联合脱氨基作用迅速脱去氨基酸上的氨基,氨基酸也可以通过脱羧基作用先脱去羧基。

(一)联合脱氨基作用

1. 以谷氨酸脱氢酶为中心的联合脱氨基作用

这种脱氨基过程联合了转氨基作用和谷氨酸脱氢酶的作用。首先,氨基酸的 α-氨基在转氨酶的作用下转到 α-酮戊二酸上(α-KGA),生成相应的 α-酮酸和谷氨酸(Glu),然后在谷氨酸脱氢酶催化下,谷氨酸脱氨基氧化重新生成 α-酮戊二酸,并释放出氨(图 4-8)。

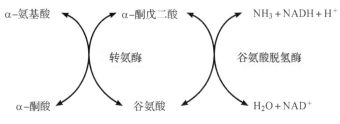

4-5 以谷氨酸脱氢酶为中心的联合脱氨基作用

图 4-8 以谷氨酸脱氢酶为中心的联合脱氨基作用

2. 通过嘌呤核苷酸循环的联合脱氨基作用

骨骼肌、心肌、肝脏、脑主要以嘌呤核苷酸循环的方式进行联合脱氨基作用。如图 4-9 所示,氨基酸通过两次转氨基作用,将氨基转移到草酰乙酸(OAA)上,生成天冬氨酸(Asp)。天冬氨酸和次黄嘌呤核苷酸(IMP)在腺苷酸基琥珀酸合成酶作用下生成腺苷酸基琥珀酸,进一步裂解生成腺嘌呤核苷酸(AMP),后者脱氨基重新生成次黄嘌呤核苷酸。

(二)脱羧基作用

生物体内大部分氨基酸可进行脱羧基作用,生成相应的一级胺。每一种氨基酸都有一种脱羧酶。氨基酸脱羧反应广泛存在于动、植物和微生物中,有些产物具有重要生理功能,如脑组织中谷氨酸脱羧生成 γ-氨基丁酸,是重要的神经介质。组氨酸脱羧生成组胺,有降低血压的作用。酪氨酸脱羧生成酪胺,有升高血压的作用。但大多数胺类对动物有毒。体内有胺氧化酶,能将胺氧化为醛和氨,醛进一步被氧化成脂肪酸,进入脂肪酸代谢途径。

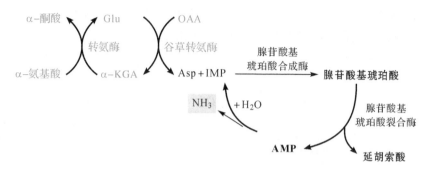

图 4-9　嘌呤核苷酸循环的联合脱氨基作用

（三）氨的代谢

氨基酸脱氨基作用产生的氨对生物机体有毒，特别是高等动物的脑对氨极敏感，血中 1% 的氨就会引起中枢神经中毒。氨基酸脱氨基作用脱下来的氨绝大部分被排出体外，少部分在机体内作为原料去合成酰胺、氨基酸、嘌呤、嘧啶等物质。

细胞内的谷氨酰胺合成酶能催化谷氨酸与氨结合，生成谷氨酰胺。谷氨酰胺中性无毒，易透过细胞膜，是氨的主要运输形式。谷氨酰胺经血液进入肝中，经谷氨酰胺酶分解，重新生成谷氨酸和氨。此外，肌肉细胞可利用丙氨酸将氨运至肝脏进行代谢。

在肝脏细胞中氨通过尿素循环被转化成无毒的尿素，尿素形成后由血液运到肾脏随尿排出。一次尿素循环可清除 2 分子氨及 1 分子 CO_2，形成 1 分子尿素，同时消耗 4 个高能磷酸键。

（四）氨基酸碳骨架代谢

20 种氨基酸通过脱氨基、脱羧基作用形成的碳骨架主要有三条去路：①合成氨基酸；②转变成糖和脂肪；③通过三羧酸（TCA）循环，氧化成 CO_2 和水，同时释放能量。

20 种氨基酸的碳骨架可转化成 7 种物质：丙酮酸、乙酰 CoA、乙酰乙酰 CoA、α-酮戊二酸、琥珀酰 CoA、延胡索酸和草酰乙酸，进入 TCA 循环进一步代谢。

三、氨基酸的生物合成

（一）人体必需氨基酸

人体内的 20 种基本氨基酸，有些自身不能合成，必须从外界获得，这些氨基酸称为必需氨基酸。人体必需氨基酸有苯丙氨酸、色氨酸、亮氨酸、异亮氨酸、缬氨酸、苏氨酸、甲硫氨酸、赖氨酸、精氨酸和组氨酸 10 种，其中精氨酸和组氨酸为人幼年必需。其余 10 种氨基酸人体内能合成，称为非必需氨基酸。

（二）氨基酸合成的碳源和氮源

氨基酸的合成需要碳骨架和氮源。碳骨架主要来源于糖代谢中间产物和氨基酸分解产物。氮源主要是氨基酸脱氨基作用产生的氨和各种含氮有机化合物。不同的氨基酸生物合成途径各不相同。

（三）氨基酸生物合成调控

氨基酸生物合成的调节控制主要通过产物的反馈抑制、酶的别构调节和关键酶的合成控制起作用。其中，产物的反馈抑制在氨基酸合成调控中作用显著。

【案例分析】

谷氨酰胺合成酶的反馈调节

在以谷氨酸为原料合成其他氨基酸的过程中,可以看到各类产物都对该途径的关键酶谷氨酰胺合成酶起到抑制作用,从而调控代谢转化的速度和方向(图 4-10)。

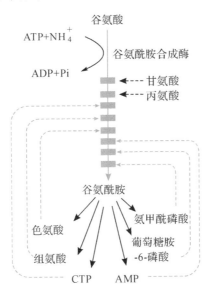

图 4-10　谷氨酰胺合成酶的反馈调节(大肠杆菌,虚线表示抑制)

第四节　蛋白质与氨基酸代谢相关疾病

一、分子病

由于基因突变导致蛋白质一级结构改变,进而蛋白质空间结构或功能发生改变引起的疾病称为分子病。

镰刀型红细胞贫血症是分子病的典型代表,它是一种常染色体隐性基因遗传病,在黑人中发病率较高。患者的血液红细胞呈镰刀状,其携带氧的能力只有正常红细胞的一半。该病的主要发生机制是红细胞中的血红蛋白的 β 链基因发生单一碱基突变,正常 β 链的第 6 位密码子为 GAG,编码谷氨酸,突变后为 GTG,编码缬氨酸,即亲水氨基酸残基谷氨酸突变成了疏水氨基酸残基缬氨酸。缬氨酸的疏水侧链会与另一亚基表面的疏水凹槽通过疏水作用契合,血红蛋白聚集成多聚体。形成的多聚体排列方向与膜平行,与细胞膜的接触又非常紧密,所以当多聚体达到一定量时,细胞膜便由正常的双凹圆盘状变成镰刀形。此种细胞变形性差、易破碎溶血,并容易造成血管阻塞,导致组织缺氧、损伤甚至坏死。目前,镰刀型红细胞贫血症尚无治愈的方法。近年来,科学家们致力于利用基因治疗的方法,修正患者造血干细胞上的基因突变,然后重新输入患者体内,这可能是治疗该疾病的一个方向。

4-6　镰刀型红细胞贫血症

二、蛋白质折叠病

蛋白质在生物合成过程中需要折叠成正确的空间结构才能发挥正常功能。折叠过程通常需要其他蛋白如分子伴侣的帮助。细胞内约有 20％ 新合成的多肽链因不能形成正确的三维结构而被蛋白酶降解。在真核细胞中,错误折叠或已损伤的蛋白质主要通过泛素介导的蛋白酶体降解途径降解。假如蛋白质发生大量的错误折叠,或者错误折叠的蛋白质不能及时清除,则会发生疾病。与蛋白质错误折叠有关的疾病举例如下。

(一)由朊病毒引起的神经退行性疾病

大量实验证明,由朊病毒引起的神经退行性疾病与正常蛋白质的错误折叠有关,它们是由朊病毒蛋白(prion protein,PrP)在脑组织中累积而引起的,包括牛海绵状脑病(俗称疯牛病)、羊瘙痒病、人克雅氏病、震颤病和吉斯综合征等。朊病毒蛋白是一类高度保守的糖蛋白。正常朊病毒蛋白广泛表达于脊椎动物细胞表面,它可能与神经系统功能的维持、淋巴细胞信号转导及核酸代谢等有关。致病性朊病毒蛋白(PrPsc)是正常 PrP 的构象异构体,两者之间没有共价键差异。正常的 PrP 序列以 α-螺旋结构为主,β-折叠占 11.9％。异常型的 PrPsc 的 β-折叠占 43％。PrPsc 蛋白聚集沉积,引起相关症状并具有传染性。

(二)淀粉样蛋白病

淀粉样蛋白病(amyloid disease)是一类由表观上正常的蛋白质采取让人捉摸不定的构象而造成的疾病。由于蛋白质聚合成不溶性的晶体沉积在组织内,故称为淀粉样蛋白变性。

1. 老年痴呆

老年痴呆又称阿尔茨海默病(Alzheimer's disease,AD),是一种起病隐匿的进行性发展的神经系统退行性疾病,临床上以记忆障碍、失语、失用、失认、视空间技能损害、执行功能障碍以及人格和行为改变等全面性痴呆表现为特征。65 岁以前发病者,称早老性痴呆,65 岁以后发病者称老年痴呆。在患早老性痴呆患者的脑中,塞满了由错误折叠蛋白质形成的杂乱的蛋白质簇。通常有两类蛋白质的沉积,一类是含有淀粉样 β 蛋白的淀粉样斑,另一类是由 tau 蛋白引起的神经细胞内自损伤。许多科学家认为,清除淀粉样蛋白或者预先抑制其聚集有助于防止和治疗老年痴呆。

2. 帕金森病(Parkinson's disease)与淀粉样蛋白沉积

研究表明,帕金森病可能源于蛋白质的错误折叠。在帕金森病患者中,随意运动的控制能力逐渐丧失,因为能产生多巴胺的神经细胞逐步被破坏,其发生的原因尚不清楚。在帕金森病患者脑中也发现有蛋白质沉积物,称为 Lewy 小体,可能在导致帕金森病的过程中起重要作用。

3. 癌症(cancer)与蛋白质错误折叠

据报道,某些癌症也可以由一些细胞内的重要蛋白发生突变,导致蛋白质聚沉或错误折叠而引起。例如,抑癌基因 *p53* 在 DNA 损伤的细胞响应、细胞周期阻滞和凋亡中具有关键作用。近年来的一些研究发现,*p53* 基因突变致使其表达的蛋白质在细胞内积聚,可能与某些癌症发生有关。

三、高血氨症

高血氨症又称尿素循环代谢病,是一组以血氨增高为共同特点的新生儿期或儿童期代谢障碍。本病缺陷的是尿素循环中有关的酶,其中任何一种酶活性的完全或部分缺乏,都会导致其底物在体内蓄积,以致血氨含量明显升高。临床表现主要是氨中毒的各种症状。

1. 精氨酰琥珀酸尿症

精氨酰琥珀酸尿症由 Allan 等于 1958 年首先发现，为常染色体隐性遗传病。患者缺乏尿素循环中的精氨酰琥珀酸酶，其他尿素循环酶都正常，于是尿素循环的中间产物精氨酰琥珀酸不能进一步分解为精氨酸和延胡索酸，精氨酰琥珀酸在体内积蓄并从尿中排出。血浆中高浓度的精氨酰琥珀酸及氨会引起中枢神经功能异常。

2. 高精氨酸血症

高精氨酸血症由 Terheggen 等在 1969 年首先报道。该病缺乏尿素生成过程中的精氨酸酶，不能裂解精氨酸为尿素，从而导致高血氨和精氨酸积累。

四、苯丙酮尿症

苯丙酮尿症(PKU)是一种较常见的氨基酸代谢病，是由于苯丙氨酸代谢途径中的苯丙氨酸羟化酶缺陷，使得苯丙氨酸不能羟化转变成酪氨酸，导致苯丙氨酸及其酮酸蓄积，并从尿中大量排出。本病为常染色体隐性遗传。临床表现不一，主要临床特征为智力低下、精神神经症状、湿疹、皮肤抓痕及色素脱失、脑电图异常等。苯丙酮尿症如果能得到早期诊断和早期治疗，则前述临床表现可不发生，智力正常，脑电图异常也可得到恢复。

苯丙酮尿症的早期筛查和诊断非常重要。新生儿喂奶 3 天后，采集足跟末梢血进行新生儿筛查。治疗方法主要是饮食疗法。开始治疗的年龄愈小，效果愈好。饮食治疗主要是设法使血中苯丙氨酸浓度保持在 0.24~0.60mmol/L，患儿可以在低苯丙氨酸食品喂养的基础上，辅以母乳和牛奶。在限制苯丙氨酸摄入的同时，联合补充酪氨酸。

五、高同型半胱氨酸血症

同型半胱氨酸是体内三种含硫氨基酸之一，是蛋氨酸循环和半胱氨酸代谢的重要中间产物。在正常空腹状态下，同型半胱氨酸的血浆浓度为 $5 \sim 15 \mu mol/L$，遗传或获得性因素使得同型半胱氨酸浓度持续高于正常值，即称为高同型半胱氨酸血症。同型半胱氨酸代谢过程中的任一环节出现障碍，均可导致高同型半胱氨酸血症的发生。它是高血压、糖尿病、脑卒中等心脑血管疾病的危险因素。该病患者没有典型的自觉症状，多由实验室检查该项指标升高确诊。

六、白化病

白化病是一种较常见的遗传性白斑病，由于酪氨酸酶缺乏引起皮肤及附属器官黑色素合成发生障碍。由于缺乏黑色素的保护，患者皮肤对光线高度敏感，日晒后易发生晒斑和各种光感性皮炎，并可发生基底细胞癌或鳞状细胞癌。眼部由于色素缺乏，虹膜为粉红或淡蓝色，常有畏光、流泪、眼球震颤及散光等症状。白化病属于常染色体隐性遗传，常发生于近亲结婚的人群中。若为白化病基因携带者，本身不发病。若携带者双方同时将致病基因传给子女，子女就会患病。

白化病目前尚无有效的药物治疗，仅能通过物理方法，例如尽量避免强烈的日光照射，以减少紫外光对眼睛和皮肤的损害。该病仍以预防为主，通过遗传咨询禁止近亲结婚，避免此病患儿出生。

■■■ 了解一下

中国现代蛋白质研究奠基人

——生物化学家曹天钦

曹天钦(1920—1995)毕业于燕京大学化学系,1946年赴英国剑桥大学留学,相继获学士及博士学位。

1952年,曹天钦回国后历任中国科学院上海生物化学研究所副所长、中国科学院上海分院院长、中国科学院生物学部主任等职。他长期从事肌肉结构蛋白的研究,是肌球蛋白轻链的发现者。他应用多种物理化学技术研究原肌球蛋白和副肌球蛋白的性质以及各种肌肉蛋白在肌原纤维上的定位问题,并在原索动物文昌鱼中发现了副肌球蛋白。他十分重视新技术在生物学发展中的作用,领导建立了包括氨基酸组成、末端分析、肽段分离和序列分析等蛋白质结构分析技术,以及电泳、扩散、圆二色性和电子显微镜等蛋白质物理化学分析技术,为提高中国蛋白质研究水平提供了重要的技术基础。1958年,他与几位青年科研人员一起,首先建议开展人工合成胰岛素的研究。1963年,他完成有关原肌球蛋白类晶体电子显微研究,早于Cohen和Longley在1966年进行的更为著名的相似工作。

20世纪70年代以后,曹天钦将研究领域扩展到植物病毒,开展了植物类菌原体方面的研究。他对水稻黑条矮缩病毒、烟草花叶病毒等病毒形态、外壳蛋白的物化性质、病毒的解离聚合等方面进行了一系列研究工作,开创了中国植物病毒生化和分子生物学的研究。同时他对生化考古学也有一定贡献。

1982年,曹天钦与李国豪等合编了《中国科技史探索》,1986年主编了《中国科学评论·生物卷》,1981年被选为中国科学院学部委员(院士),1983年被选为瑞典皇家工程学院外籍院士。

【课后作业】

1. 生理条件下酶活性的调控有什么意义?
2. 你认为哪些类型的蛋白质可以作为医学检测的对象?

第五章 | 核酸代谢

┌─────────────────┐
│   课前思考题   │
└─────────────────┘

1. 核酸有哪些类型？它们在细胞内稳定存在吗？

2. 核苷酸在细胞内可以从头合成吗？原料是什么？

3. 你周围有痛风患者吗？痛风的病因是什么？

4. 你了解几种核酸技术？

重要知识点

1. 核酸概况。

2. 核苷酸代谢。

3. 痛风。

4. 孤儿药。

5-1 PPT

第一节 核酸概述

1868 年，F. Miescher 从细胞核中分离得到一种酸性物质，这是人类第一次发现核酸。1944年，Avery 通过肺炎球菌转化实验发现能使不致死肺炎球菌产生致死肺炎球菌后代的转化因子具有 DNA 的特性。1952 年，Hexshey 和 Chase 的 T2 噬菌体捣碎器实验显示噬菌体的 DNA 将遗传信息带进细胞，提供了噬菌体在细胞内进行增殖的条件，并产生了与亲代噬菌体遗传性完全一样的子代噬菌体。至此，核酸是细胞内遗传物质这一事实为大家认识并接受。

核酸是一类重要的生物大分子，不仅担负着生命信息的储存与传递，还是基因工程操作的核心分子。核酸是现代生物化学和分子生物学的重要研究内容。半个世纪以来核酸研究的发展大大促进了现代生物学、医学、农学和生物工程等领域的发展。

核酸分为两大类：脱氧核糖核酸(deoxyribonucleic acid，DNA)和核糖核酸(ribonucleic acid，RNA)。核酸的基本组成单位是核苷酸。

一、DNA 结构与特征

(一)DNA 碱基组成

在真核生物中,98%的脱氧核糖核酸(DNA)以染色体的形式存在于细胞核中。DNA 中含有腺嘌呤(A)、胸腺嘧啶(T)、鸟嘌呤(G)、胞嘧啶(C)四种碱基。Chargaff 等在 20 世纪 50 年代用纸层析技术和紫外分光光度法研究了各种生物 DNA 的碱基组成,得出如下规律:①嘌呤碱基的数量等于嘧啶碱基的数量,即 A+G=C+T 且 A 的数量=T 的数量,G 的数量=C 的数量。②同种生物的不同组织的碱基组成是相同的;不同生物的同种组织的碱基组成是不同的。③年龄、营养状态及环境的改变不影响碱基组成。

(二) DNA 的结构

1. DNA 一级结构

DNA 的一级结构即脱氧核糖核苷酸的排列顺序,在 DNA 中脱氧核糖核苷酸以 3′,5′-磷酸二酯键前后相连。

DNA 的碱基顺序是遗传信息存储的分子形式。生物界物种的多样性来源于 DNA 分子四种核苷酸千变万化的不同排列组合。

2. DNA 二级结构

1953 年,J. Watson 和 F. Crick 在前人研究工作的基础上,根据 DNA 晶体的 X-衍射图谱和分子模型,提出了著名的 DNA 双螺旋结构模型,并对模型的生物学意义作出了科学的解释和预测。

DNA 双螺旋结构模型认为 DNA 分子由两条多核苷酸链反向平行组成,且以相同的旋转方向绕同一个公共轴形成右手双螺旋,螺旋的直径是 2.0nm。两条多核苷酸链的戊糖-磷酸骨架位于双螺旋外侧,碱基平面位于链的内侧,相邻碱基对之间的轴向距离为 0.34nm,每个螺旋的轴距为 3.4nm(图 5-1)。

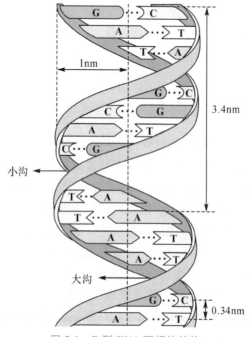

图 5-1 B-型 DNA 双螺旋结构

DNA 双螺旋结构是如何维持的呢? 目前认为,稳定 DNA 双螺旋的作用力包括:①互补碱基对之间的氢键;②碱基对疏水芳香环堆积所产生的疏水作用力,以及堆积碱基间的范德华力;

③磷酸基团上的负电荷与介质中的阳离子形成的盐键。

DNA 双螺旋结构模型所阐述的是天然 DNA 采用的主要二级构象形式——B 型 DNA。除了 B 型构象,还发现存在 A 型、C 型、Z 型,甚至三股螺旋的 H 型等。

3. DNA 高级结构

DNA 双螺旋进一步扭曲构成 DNA 三级或更高级结构。真核细胞中 DNA 以染色体的高级结构存在。首先由 200bp 左右的 DNA 与富含赖氨酸(Lys)和精氨酸(Arg)的碱性组蛋白形成核小体结构,然后以核小体为单位,构成串珠状核小体链,进一步盘旋折叠,组装成不同层次的高级结构,最后形成高度折叠的染色体(图 5-2)。当 DNA 进行复制、转录时,局部的高级结构会解开。复制或转录完成,又重新形成高级结构。

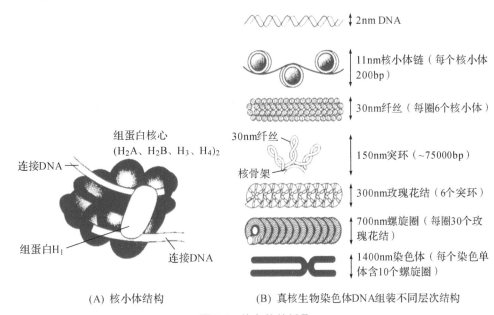

(A) 核小体结构　　　　(B) 真核生物染色体DNA组装不同层次结构

图 5-2　染色体的折叠

拓展阅读

基因、基因组与人类基因组计划

基因(gene)是指一段有功能的 DNA 片段,是生物细胞中 DNA 分子的最小功能单位。基因组(genome)是指某生物体(完整单倍体)所含全部遗传物质的总和。基因组这个术语由德国汉堡大学植物学教授 Hans Winkler 于 1920 年创建,包括核基因组及核外 DNA。人类细胞核基因组包括 22 对常染色体和 1 对性染色体,核外 DNA 主要是线粒体基因组。

人类基因组计划(Human Genome Project,HGP)由美国科学家于 1985 年率先提出,并于 1990 年正式启动。该计划旨在测定人类染色体(单倍体)中包含的 30 亿个碱基对的核苷酸序列,绘制出人类基因组图谱,并且辨识其载有的基因及序列,达到破译人类遗传信息的最终目的。美国、英国、法国、德国、日本和中国科学家共同参与了这一计划。中国承担其中 1% 的任务,即人类 3 号染色体短臂上约 3000 万个碱基对的测序任务。2000 年 6 月 26 日,参加人类基因组计划的 6 国科学家共同宣布,人类基因组草图的绘制工作已经完成。此外,在人类基因组计划中,还包括对五种生物基因组的研究,分别是大肠杆菌、酵母、线虫、果蝇和小鼠,它们又被称为人类的五种"模式生物"。

二、RNA 结构与特征

RNA 是核糖核苷酸以 3′,5′-磷酸二酯键前后相连形成的多聚物。碱基组成包括腺嘌呤（A）、鸟嘌呤（G）、胞嘧啶（C）、尿嘧啶（U）（A ═ U、G ≡ C）。RNA 分子较小，组成中稀有碱基较多，稳定性较差，易水解，多为单链结构，少数局部会形成螺旋。

细胞内 RNA 有很多不同种类，包括 tRNA、rRNA、mRNA 和其他 RNA，如线粒体 RNA、胞浆中的小 RNA、Micro RNA 等，它们在细胞内具有不同的重要生物功能。

1. tRNA

转运 RNA（transfer RNA，tRNA），占 RNA 总量的 15%，相对分子质量为 25000 左右，大约由 70~90 个核苷酸组成，沉降系数为 4S 左右。其 3′端可以在氨酰-tRNA 合成酶催化下连接特定种类的氨基酸。翻译过程中，tRNA 可借助自身的反密码子识别 mRNA 上的密码子，将该密码子对应的氨基酸转运至核糖体中，用于合成多肽链。形成肽链后，tRNA 即从核糖体上释放出来。tRNA 循环参与蛋白质的生物合成。

tRNA 分子均可形成三叶草形二级结构（图 5-3）。它由 3 个环，即 D 环（该处二氢尿苷酸 D 含量高）、反密码环（该环中部为反密码子）和 TΨC 环（绝大多数 tRNA 在该处含胸苷酸 T、假尿苷酸 Ψ、胞苷酸 C 序列），四个茎，即 D 茎（与 D 环连接）、反密码茎（与反密码环连接）、TΨC 茎（与 TΨC 环连接）和氨基酸接受茎（也叫氨基酸携带臂，所有 tRNA 分子的 3′末端均含 CCA 序列，CCA 是连接氨基酸必不可少的），以及位于反密码茎与 TΨC 茎之间的可变臂构成。不同 tRNA 的可变臂长短不一，核苷酸数从二至十几不等。除可变臂和 D 环外，其他各个部位的核苷酸数目和碱基对基本上是恒定的。tRNA 分子中含有较多的修饰成分，3′-末端都具有 CpCpAOH 的结构。

1974 年用 X 射线晶体衍射法测出第一个 tRNA——酵母苯丙氨酸 tRNA 晶体的三维结构，分子全貌像倒写的英文字母 L，呈扁平状，长 60Å，厚 20Å（图 5-3），它是在三叶草二级结构基础上进一步折叠而成的。

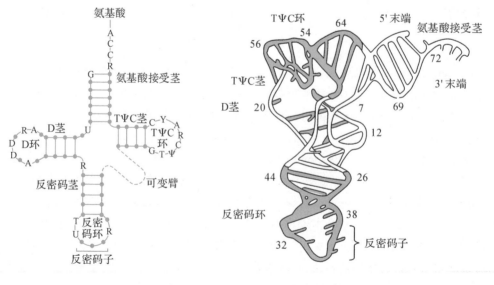

(A) tRNA三叶草结构　　(B) tRNA倒L形三级结构

图 5-3　tRNA 的三叶草形二级结构和倒 L 形三级结构

2. rRNA

核糖体 RNA(rRNA)是细胞内含量最多的一类 RNA,也是 3 类 RNA(tRNA、mRNA、rRNA)中相对分子质量最大的一类 RNA。它与核糖体蛋白质结合形成核糖体,构成进行蛋白质合成的细胞器。如果把 rRNA 从核糖体上除掉,核糖体的结构就会发生塌陷。rRNA 占 RNA 总量的 80% 左右。真核生物的 rRNA 分四类:5SrRNA、5.8SrRNA、18SrRNA 和 28SrRNA。rRNA 是单链,但单股 rRNA 链可与内部碱基自行配对折叠,形成配对螺旋茎区和不配对单链环区。绝大多数的 rRNA 碱基的特异功能尚不清楚。rRNA 中不配对的碱基(环区或单股区)可能涉及 rRNA 与其他 RNA 的结合。目前虽已测出不少 rRNA 分子的一级结构,但对其二级、三级结构及其功能的研究还有待进一步深入。

3. hnRNA 和 mRNA

核内不均一 RNA(hnRNA)是真核生物最初转录生成的 RNA,是信使 RNA(mRNA)的前体。hnRNA 在细胞核内存在时间极短,经过剪接加工成为成熟的 mRNA,并依靠特殊的机制转移到细胞质中。成熟的 mRNA 由氨基酸编码区和非编码区构成。真核细胞 mRNA 的 3′末端有一段长 200 个核苷酸左右的聚腺苷酸(polyA),称为 "尾巴结构",5′末端有一个甲基化的鸟苷酸,称为"帽子结构"。生物体内 mRNA 的丰度最小,占细胞总 RNA 的 2%～5%,但种类最多,半衰期最短。

4. snRNA

小核 RNA(small nuclear RNA,snRNA)是存在于真核细胞核内的一组小分子 RNA,在哺乳动物中约有 100～215 个核苷酸。它的主要功能是在 mRNA 的成熟过程中参与剪接,是转录后加工过程中 RNA 剪接体的主要成分。snRNA 目前共分为 7 类,由于含 U 丰富,故编号为 U1～U7,其中 U3 存在于核仁中,其他 6 种存在于非核仁区。

5. scRNA

小胞浆 RNA(small cytosol RNA,scRNA)主要存在于胞浆中,长约 300bp,主要参与蛋白质的合成和运输,如蛋白质定位到粗面内质网所需的信号识别体 SRP 就是 scRNA 和蛋白质的结合体。

6. MicroRNAs(miRNAs)

MicroRNAs 是一种约含 21～23 个碱基的单链小分子 RNA,由具有发夹结构的约 70～90 个碱基大小的单链 RNA 前体经加工后生成。最早在线虫中发现其 miRNAs lin-4 和 let-7 可通过部分互补结合到 mRNA 靶的 3′非编码区,通过调控一组关键 mRNAs 的翻译调控线虫发育进程。2000 年,研究人员证实人类具有 miRNAs。这些非编码 miRNAs 的主要功能目前认为与调控基因表达有关,参与了许多生命活动的进程。

第二节 核酸的生物降解与合成

一、核酸的生物降解

(一)核酸的酶促降解

细胞内无论是 DNA 还是 RNA,在核酸酶的作用下都能发生降解。凡能水解核酸的酶均称为核酸酶(nuclease)。细胞内含有不同的核酸酶,水解 RNA 的称为核糖核酸酶,水解 DNA 的称为脱氧核糖核酸酶。核酸酶催化的反应是使磷酸二酯键水解。有些核酸酶作用于多核苷酸链的内部,称为核酸内切酶(endonuclease);有些核酸酶从核苷酸链的一端依次水解产生单核苷酸,称为核酸外切酶(exonuclease)。作用底物是双链的又称双链核酸酶,作用底物是单链的称单链核酸酶。

(二)限制性内切酶

这是一类特殊的核酸内切酶,在细菌中被发现,能识别并降解外源未甲基化修饰的 DNA,是细菌自卫的一种方式。这类酶能识别并切开 DNA 分子上一个特定的碱基序列。限制性内切酶目前被广泛用于基因操作,是基因工程必不可少的工具酶。

Ⅱ型限制性内切酶作为工具酶,它们共同的特点是具有严格的碱基专一性,有专一的识别序列和切点,识别序列通常只有 4～6 个碱基对。限制性内切酶在基因操作中常作为"特异性剪刀",用于 DNA 片段的剪切。

5-2 一些限制性内切酶的识别位点和切点

人类 DNA 分子多态性是指正常人群中 DNA 分子或基因的某些位点改变,使 DNA 的一级结构各不相同形成多态。DNA 多态性可以看作是分子水平上个体区别的遗传标志。多态性可能会导致限制性内切酶识别位点发生改变,酶切后产生的 DNA 片段大小和数目发生变化。因此,可以利用多种限制性内切酶对 DNA 分子多态性进行分析。

二、核酸的生物合成

(一)中心法则

核酸是生命遗传物质。DNA 通过复制将遗传信息由亲代传递给子代。通过转录和翻译,将遗传信息传递给 RNA,进一步传递给蛋白质分子,从而决定生物体的表型。在少数 RNA 病毒中,遗传信息储存在 RNA 分子中,通过复制产生子代 RNA,并可通过反转录将遗传信息传递给 DNA,再由 DNA 通过转录和翻译传递给蛋白质。DNA 的复制、转录和翻译过程构成了遗传学的中心法则,也是核酸和蛋白质代谢的重要内容(图 5-4)。

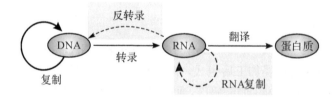

图 5-4 遗传学中心法则

(二)DNA 的生物合成

细胞内 DNA 的生物合成包括两种类型,一是以 DNA 为模板合成 DNA,二是以 RNA 为模板合成 DNA。前者叫复制,后者称为反转录或逆转录。

1. DNA 复制

真核生物 DNA 的复制发生在细胞周期的 S 期,一个细胞周期只复制一次,且真核生物 DNA 的复制有许多复制起始点同时开始。复制时 DNA 双链解开,同时以两条母链为模板,进行 DNA 合成,新合成的子链和模板链重新形成 DNA 双螺旋结构。因此在子代中 DNA 双链的一条来自母代,一条是新合成的。这种 DNA 复制方式称为半保留复制。

1968 年,日本学者冈崎提出了DNA 的不连续复制模型,认为在 DNA 复制时,有一条新链的合成是连续的,称前导链(leading strand),它的延伸方向与复制叉的移动方向相同。另一条新链的合成是不连续的,由许多 $5'→3'$ 方向的冈崎片段组成,这条新链称随后链(lagging strand),它的延伸方向与复制叉的移动方向相反(图 5-5)。DNA 聚合酶、解旋酶、拓扑异构酶、连接酶等许多重要酶和蛋白因子参与了 DNA 复制过程。

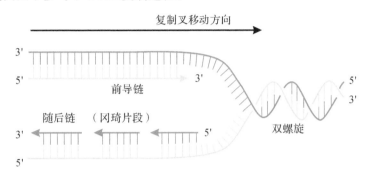

图 5-5 DNA 的半不连续复制

目前研究发现 DNA 复制是高度忠实的,出现差错的机会很小,出错的概率为 $10^{-8}～10^{-10}$,即每复制 $10^8～10^{10}$ bp 才出现 1 次错误。生物体是如何做到这么小的出错率的呢? 主要有以下几种机制将 DNA 复制的出错率降到很低。

(1)通过核苷酸代谢调节机制保持细胞内 4 种脱氧核苷三磷酸浓度的平衡。

(2)DNA 聚合酶的反应机制:DNA 聚合酶对底物具有选择性,需满足碱基互补配对定律。

(3)DNA 聚合酶自我校正机制,可及时切除错配的碱基。

(4)DNA 合成时以 RNA 引物为先导,随后这段引物被切除并补平缺口,保证了 DNA 合成起始容易出错部位的准确性。

(5)若发生错配,细胞内存在多种 DNA 修复机制,尽量去修复错配碱基。

2.反转录

1970 年,有人从致癌 RNA 病毒中发现了依赖于 RNA 的 DNA 聚合酶,即反转录酶,能以 RNA 为模板合成 DNA(图 5-6)。后来在胚胎细胞和正常细胞中也分离得到了这种酶。反转录酶的发现使中心法则更加完善。染色体端粒结构的维持与延长也与反转录有关。

$$\begin{matrix} n_1\,dATP \\ n_2\,dGTP \\ n_3\,dCTP \\ n_4\,dTTP \end{matrix} \xrightarrow[\text{反转录酶}]{\text{RNA, 引物, } Mg^{2+}} DNA + (n_1+n_2+n_3+n_4)\,PPi$$

图 5-6 反转录酶催化反应

(三) RNA 的生物合成

RNA 的生物合成有 2 条途径:①DNA 指导下 RNA 生物合成,即转录;②RNA 复制。

1.转录与转录调控

转录是遗传信息从 DNA 转移到 RNA 的过程。真核细胞中 DNA 与组蛋白结合在一起,形成染色质,后者进一步盘曲、折叠形成染色体,其中只有一小部分能转录。转录时,转录部位染色体的高级结构打开,双链解开,在 RNA 聚合酶的作用下,以 DNA 为模板,以 4 种核苷三磷酸为底物,碱基互补配对为原则(G,A,C,U 与 C,T,G,A 配对),进行 RNA 的合成。RNA 转录不需要引物,同样转录具有高度的忠实性。真核生物的转录受特定的顺式作用元件的影响。顺式作用元件是指真核生物 DNA 中与转录调控有关的核苷酸序列,包括增强子、沉默子等。顺式作用元件并不能直接发挥作用,要与反式作用因子相互作用来调控转录,反式作用因子是一些特殊的蛋白质因子。

2.转录后加工与 RNA 降解

真核细胞被转录的产物要经过非常复杂的后加工。最初转录出来的初始转录本需经过复杂的断裂、修剪、修饰等加工过程才成为成熟的 RNA。在此过程中,有很大一部分 RNA 会被细胞内的 RNA 酶降解。因此,RNA 合成和降解的代谢平衡关系到最终成熟的有功能的 RNA 的含量。RNA 合成与降解的调节,以及 RNA 成熟过程的调节,包括 RNA 转录后的调节都与细胞功能密切相关。

拓展阅读

RNA 干扰(RNAi)

RNAi 被 *Science* 杂志评为 2001 年十大科学进展之一,并名列 2002 年十大科学进展之首。2006 年,安德鲁•法厄与克雷格•梅洛由于在 RNAi 机制研究中的贡献获得诺贝尔生理学或医学奖。RNAi 是在研究秀丽新小杆线虫反义 RNA 的过程中被发现的,由双链 RNA (dsRNA)介导的同源 RNA 降解过程。研究表明,将与靶 mRNA 对应的正义 RNA 和反义 RNA 组成的双链 RNA 导入细胞,可以使靶 mRNA 发生特异性降解,导致其相应的基因沉默。这是一种转录后的基因沉默机制。用于 RNA 干扰的 siRNA 是针对编码区的双链小分子 RNA,一般是人工体外合成的,转染进入细胞内,通过降解靶 mRNA,在转录后调控基因表达。由于使用 RNAi 技术可以特异性剔除或关闭特定基因的表达,所以该技术已被广泛用于探索基因功能的基础研究及各种疾病,诸如传染性疾病及恶性肿瘤的治疗领域。

第三节 核苷酸代谢

一、核苷酸的分解代谢

核酸的基本结构单位核苷酸可以在酶的作用下进一步降解。核苷酸在核苷酸酶作用下水解下磷酸基团,生成核苷。核苷可发生磷酸解或水解作用进一步降解。核苷在核苷磷酸化酶作用下生成碱基和 1-磷酸-核糖(图 5-7)。核苷在核苷水解酶作用下生成碱基和核糖。这样,一分子核苷酸最后降解成一分子戊糖、碱基和磷酸。戊糖进入糖代谢途径,嘌呤碱和嘧啶碱分别进行各自代谢。

$$核酸 \xrightarrow[\text{(磷酸二酯酶)}]{\text{核酸酶}} 核苷酸 \xrightarrow[\text{(磷酸单酯酶)}]{\text{核苷酸酶}} 核苷 + Pi \xrightarrow{\text{核苷磷酸化酶}} 碱基 + 1\text{-磷酸-戊糖}$$

图 5-7 核酸的降解

(一)嘌呤的分解代谢

不同种类的生物分解嘌呤的能力不同,产物也不同。人、灵长类、鸟类、某些爬虫类将嘌呤分解成尿酸,其他生物还可将尿酸进一步分解成尿囊素、尿囊酸、尿素,甚至 CO_2、NH_3。核酸中的嘌呤分解代谢时,首先是腺嘌呤、鸟嘌呤脱氨,分别生成次黄嘌呤和黄嘌呤,再进一步代谢生成尿酸。尿酸是嘌呤碱在人体中分解代

5-3 人体内嘌呤的分解代谢

谢的最终产物,最终大部分随尿液排出体外。

(二)嘧啶的分解代谢

人体内嘧啶的分解产物是氨、二氧化碳和相应的氨基酸。胞嘧啶和尿嘧啶首先通过还原反应生成二氢尿嘧啶,然后水解开环生成 β-脲基丙酸,经水解产生氨、二氧化碳和 β-丙氨酸。同理,胸腺嘧啶最后生成氨、二氧化碳和 β-氨基异丁酸。产物 β-丙氨酸和 β-氨基异丁酸进入氨基酸分解代谢途径被彻底分解。

5-4 人体内嘧啶碱的分解代谢

二、核苷酸的合成代谢

(一)嘌呤核苷酸的生物合成

1. 从头合成途径

人体内嘌呤核苷酸可以以体内的一些小分子为原料,经多步酶促反应从头合成。合成嘌呤核苷酸的原料包括二氧化碳、甘氨酸、N^{10}-甲酰-四氢叶酸、谷氨酰胺和天冬氨酸(图5-8)。首先生成次黄嘌呤核苷酸,然后转换成鸟嘌呤核苷酸和腺嘌呤核苷酸。

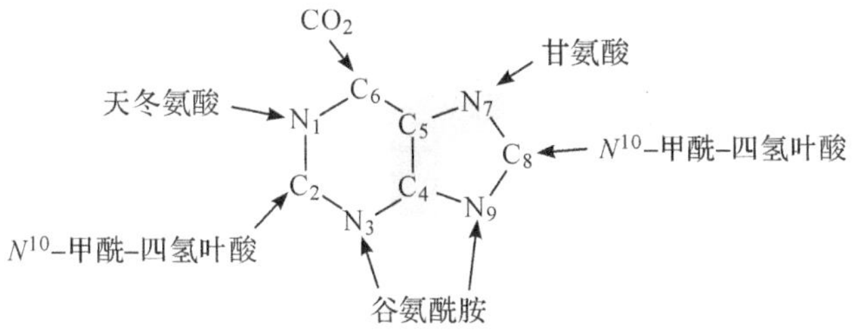

图 5-8 嘌呤环各原子来源

谷氨酰胺(Gln)是合成嘌呤核的氮原子供体,与 Gln 结构相似的一些化合物如氮丝氨酸和 6-重氮-5-氧代正亮氨酸(DON)等是 Gln 的竞争性拮抗物,可以阻止生物体利用 Gln 合成嘌呤核苷酸,从而阻止核苷酸的合成。四氢叶酸是一碳单位的载体,叶酸的拮抗物如氨基蝶呤、氨甲蝶呤能抑制四氢叶酸参与的反应,从而阻止嘌呤核苷酸的合成。核苷酸生物合成是抑制肿瘤的有效靶点,相关化合物有些已成为临床治疗肿瘤的化疗药物。

2. 补救途径

嘌呤核苷酸还可以以细胞内核苷酸分解代谢产生的嘌呤碱与底物 1-磷酸-戊糖或磷酸戊糖焦磷酸(PRPP)通过 1 到 2 步反应相对快速地生成,该过程称为嘌呤核苷酸的补救合成(图5-9)。补救合成在一些组织如脑、骨髓中非常重要,因为这些组织不能从头合成嘌呤核苷

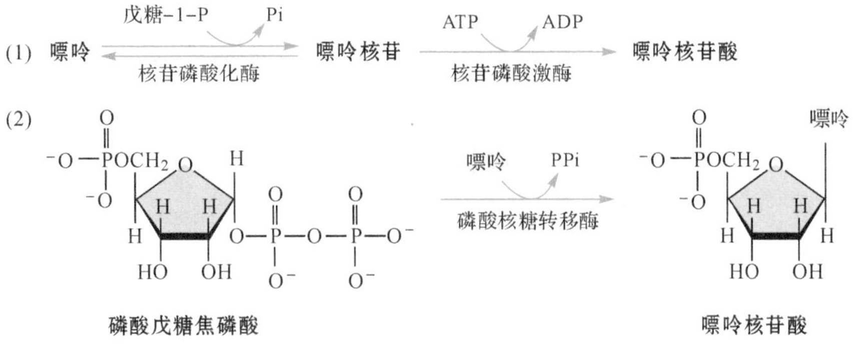

图 5-9 嘌呤核苷酸补救合成

酸,只能进行嘌呤核苷酸的补救合成。补救合成也是机体节约细胞能量和氨基酸的一种方式。

（二）嘧啶核苷酸的生物合成

细胞内的嘧啶核苷酸也能以简单分子为原料从头合成,它的底物是天冬氨酸、二氧化碳和谷氨酰胺,先合成尿嘧啶核苷酸,然后再转化成胞嘧啶核苷酸。图 5-10 展示了嘧啶环中各原子的来源。同样,细胞内也存在着嘧啶核苷酸的补救合成途径,能以嘧啶碱和 1-磷酸-戊糖或磷酸戊糖焦磷酸（PRPP）为原料直接快速合成。

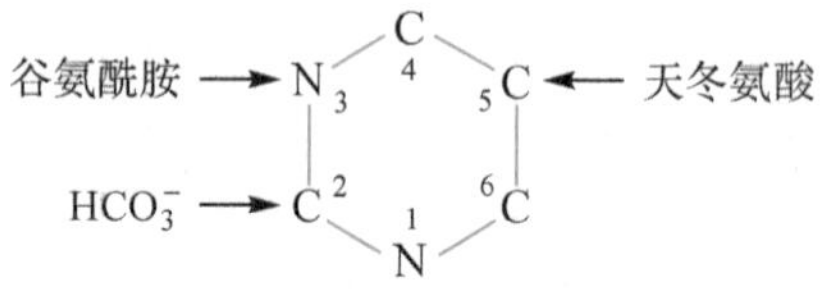

$$\text{谷氨酰胺} \rightarrow N_3 \quad \overset{C_4}{\underset{C_2}{\big|}} \quad C_5 \leftarrow \text{天冬氨酸}$$
$$HCO_3^- \rightarrow C_2 \quad \underset{N_1}{\quad} \quad C_6$$

图 5-10　嘧啶环各原子来源

第四节　核酸代谢相关疾病

一、痛风

早在公元前 5 世纪,希波克拉底就有关于痛风（gout）临床表现的记载。"痛风"一词源自拉丁文 Guta,意指一滴有害液体造成关节伤害。痛像一阵风,来得快,去得也快,故名痛风。现代生活中,痛风发病率逐年提高,已成为较常见的代谢性疾病,尤以成年男子居多。痛风是单钠尿酸盐沉积所致的关节病,因尿酸盐沉积在关节处急性诱发炎症,与嘌呤代谢紊乱及尿酸排泄减少所致的高尿酸血症直接相关（图 5-11）。痛风患者经常会在夜晚出现突然性的关节疼,关节部位出现严重疼痛、红肿和炎症,持续几天或几周不等。最常发病的关节是大脚趾（图 5-12）,还常见于手部的关节、膝盖、肘部等。痛风可并发肾脏病变,严重者可出现关节破坏和肾功能损害。痛风患者需平时控制好自己的饮食,严格低嘌呤饮食,保持合理体重,戒酒,多饮水。

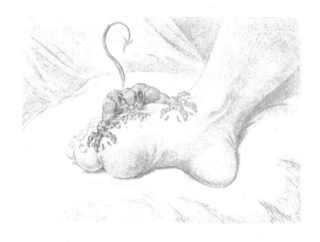

图 5-11　James Gilroy 有关痛风的卡通画（1799 年）

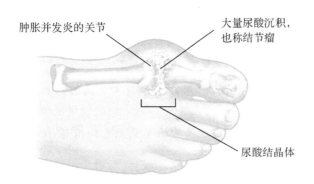

肿胀并发炎的关节

大量尿酸沉积，也称结节瘤

尿酸结晶体

图 5-12 足痛风示意

结构与次黄嘌呤很相似的别嘌呤醇(allopurinol)对黄嘌呤氧化酶有很强的抑制作用，能抑制尿酸的生成，是常用的降尿酸药，用于痛风的降尿酸治疗。秋水仙素抑制微管的形成，抑制白细胞吞噬尿酸晶体，减少炎症的发生，用于痛风急性期治疗。

5-5 别嘌呤醇通过抑制黄嘌呤氧化酶活性抑制尿酸形成

二、自毁容貌综合征

如前所述，有些组织如脑、骨髓不能从头合成嘌呤核苷酸，只能进行嘌呤核苷酸的补救合成。在嘌呤核苷酸的补救合成途径中，涉及次黄嘌呤-鸟嘌呤磷酸核糖转移酶(HGPRT)催化以下反应：

$$次黄嘌呤 + PRPP \xrightarrow[\text{磷酸核糖转移酶(HGPRT)}]{\text{次黄嘌呤-鸟嘌呤}} IMP + PPi$$

$$鸟嘌呤 + PRPP \xrightarrow[\text{磷酸核糖转移酶(HGPRT)}]{\text{次黄嘌呤-鸟嘌呤}} GMP + PPi$$

当 HGPRT 完全缺失时，患儿表现为自毁容貌综合征。这是一种特殊的伴 X 染色体隐性遗传病，其突变基因定位在染色体 Xq26-q27.2 上，即编码 HGPRT 的基因。由于 HGPRT 活性缺乏，以致嘌呤核苷酸类合成代谢受抑制，导致患儿体内嘌呤分解代谢的最终产物尿酸大量累积，对脑和肾脏造成损害。该病全部发生于男孩，女性可作为基因携带者而无症状。患儿在出生时完全正常，大多从 3～4 个月时出现发育停滞，反复呕吐，全身肌张力低下。在 7～8 个月时逐渐出现细微的手足徐动或舞蹈样不自主运动。大概从 2～3 岁时出现自伤行为，先是咬破唇、舌，以后可发展到不可克制地咬伤手指、咬人、毁坏衣物等行为。患儿体液中的尿酸含量都有明显增高，计算机断层扫描(CT)或磁共振成像(MRI)影像可见脑皮质萎缩和脑室增大。目前对于该病尚无有效的治疗方法。

三、先天性乳清酸尿症

先天性乳清酸尿症是一种隐性基因遗传病，患者由于两种重要的酶——乳清酸磷酸核糖转移酶和乳清酸核苷酸脱羧酶有缺陷，几乎不能合成嘧啶类核苷，从而使乳清酸不能转变为尿苷酸，导致乳清酸大量出现在血液和尿液中，并影响 RNA 的正常合成。患者出生数月内就表现出明显症状，如血液异常、尿道堵塞、发育迟缓及智力障碍等。2015 年 9 月，美国 FDA 批准 Xuriden(尿苷三乙酸酯)用于治疗先天性乳清酸尿症，这是首个用于治疗该疾病的药物，并被授予孤儿药地位。

拓展阅读

孤儿药

孤儿药又称为罕见药,是用于预防、治疗和诊断罕见病的药品。根据世界卫生组织的定义,罕见病指的是患者数占总人口数 $0.65‰$ ~ $1‰$ 的疾病,常见的有血友病、苯丙酮尿症、白化病、成骨不全症、戈谢病等。世界上已经确诊的罕见病已经有近 7000 种,并且其中有 80% 是遗传性疾病。

由于罕见病药物研发成本高,市场需求小,很少有制药企业愿意研发和生产罕见病药物,造成了药物种类的稀缺并且价格昂贵,因此这些药被形象地称为"孤儿药"(Orphan drug)。世界各国对罕见病药物的研发进行相关政策支持,用以激励生物医药公司对罕见病药物的研发及上市。例如,欧盟在 1999 年前仅有 8 种孤儿药被审核通过,罕见病药物法规实施后,至 2009 年 2 月,已有 619 种罕见病药品得到认定,47 种"孤儿药"被审核通过。2009 年初,我国颁布实施《新药注册特殊审批管理规定》,将罕见病用药审批列入特殊审批范畴。

了解一下

中国承担人类基因组计划

中国的基因组研究始于 20 世纪 90 年代初由中国科学院洪国藩教授领衔的水稻基因组计划。1999 年 9 月,中国正式加入人类基因组国际合作计划,确认了承担的人类基因组测序工作区域和工作量,即 3 号染色体短臂自 D3S3610 标志至端粒区段约 3000 万个碱基对的全序列测定,简称其为"1%测序任务"。杨焕明教授领导七人项目执行小组,经中国科学院遗传研究所人类基因组中心以及国家人类基因组南方、北方两个研究中心三方科研人员的共同努力,于 2000 年 6 月如期完成框架图工作,其中中国科学院遗传研究所人类基因组中心承担了大部分工作。此外,中国还陆续在开展微生物基因组测序,水稻、家猪等重要资源的基因组项目,疾病基因组学研究和蛋白质组学研究等相关项目取得了一批成果,推动了我国生命科学及生物产业的发展。

【课后作业】

1. 简述代谢基因组学及代谢蛋白质组学研究的意义。

2. 你对痛风患者在生活方式上有什么建议?

第六章 金属元素及维生素代谢

课前思考题

1. 金属元素是人体必需的吗?
2. 服用维生素保健品需注意什么?
3. 维生素在细胞内是如何起作用的?
4. 你能读懂尿常规中的各项指标含义吗?

重要知识点

1. 人体必需金属元素种类及相关疾病。
2. 脂溶性维生素。
3. 水溶性维生素。
4. 维生素缺乏症。

6-1 PPT

第一节 金属元素及相关疾病

金属元素在人体生命活动中扮演着重要角色,其功能表现在多个方面,有的构成骨骼,有的形成神经冲动,有的是酶的辅助因子,有的参与信号转导等。

人体所必需的十几种金属元素中,钾、钠、钙、镁占人体内金属元素总量的99%以上,其余元素的含量很少。习惯上把含量高于0.01%的元素,称为常量元素,低于此值的元素,称为微量元素。

人体若缺乏某种主要元素,会引起人体机能严重失调。我们的饮食中通常含有足够的常量元素,一般不会缺乏。而微量元素,在体内含量很少,但它们在生命过程中的作用却很重要,它们很多是活性蛋白和酶的辅基,没有这些必需的微量元素,酶的活性就会降低或完全丧失,激素、蛋白质、维生素的合成和代谢也会发生问题,进而会产生一些严重疾病。微量元素的缺乏是我们需要关注的问题。

一、铁

人体内铁的含量约为 0.004％，也就是说，一个体重为 50kg 的人体内含铁约 2g。人体内 60％～70％的铁存在于红细胞的血红蛋白内。铁是血红蛋白的辅基，是氧的携带者，是血液中输送和交换氧所必需的一种元素。另外，生物体内许多氧化还原体系都离不开铁。细胞蛋白经常用二价铁和三价铁的变化来传递电子，例如线粒体呼吸链中的电子传递。因此，铁对细胞行使正常功能特别重要。日常饮食中，含铁多的食物有动物肝脏、牛肉、羊肉、猪瘦肉、蛋黄、芹菜、菠菜、番茄和红枣等。

铁缺乏会导致缺铁性贫血。缺铁性贫血是最常见的贫血，发病率在发展中国家、经济不发达地区及婴幼儿、育龄妇女中偏高。缺铁性贫血的病因主要是：

（1）铁摄入不足，多见于婴幼儿、青少年、妊娠和哺乳期妇女。

（2）铁吸收障碍，常见于胃切除术后，胃酸分泌不足且食物快速进入空肠，绕过铁的主要吸收部位十二指肠，以及胃肠道功能紊乱。

（3）铁丢失过多，如慢性胃肠道失血、月经量过多、肺泡出血、血红蛋白尿及其他血液流失途径。

二、锌

锌是人机体中 200 多种酶的组成成分，是人体必需元素。人体内重要的含锌酶有碳酸酐酶、胰羧肽酶、DNA 聚合酶、醛脱氢酶、谷氨酸脱氢酶、苹果酸脱氢酶、乳酸脱氢酶、碱性磷酸酶、丙酮酸氧化酶等，它们分别在组织呼吸以及蛋白质、脂肪、糖和核酸代谢中有重要作用。

缺锌会影响蛋白质合成、DNA 和 RNA 代谢等过程。孕妇缺锌会导致胎儿发育畸形。儿童缺锌会引发缺锌性侏儒症。锌能促进性生殖器官正常发育及功能正常。近年来锌在免疫反应中的作用引起研究人员的关注。

锌存在于多种食物中，动物性食物含锌丰富且吸收率高。我国的膳食结构以谷类食物为主，容易缺锌。但补锌需适量，过量会引起缺铁性贫血，消化系统功能受损，促发幼儿性早熟等。

三、钙

钙是人体内含量最多的阳离子。人体中 99％以上的钙以磷酸钙或碳酸钙的形式存在于骨骼中，余下的 1％存在于软组织和细胞内外液中。钙是人体各项生理活动不可缺少的离子，参与一切生命活动过程，维系着细胞的正常生理功能。

钙的生理功能主要表现在以下方面：

（1）钙是构成骨骼和牙齿的主要成分，参与骨骼的新陈代谢。

（2）参与体内多种酶的激活，参与组织细胞的信号转导及生物大分子功能的发挥，对维持和调节体内许多生化过程是必需的。

（3）参与神经肌肉的应激过程，与心脏和肌肉的收缩舒张、神经兴奋与传递有关。

（4）参与血液的凝固、细胞黏附及其他细胞功能。

钙在小肠中通过主动转运与被动转运吸收，钙吸收率一般为 20％～60％。影响肠内钙吸收的主要因素包括肠内存在植物酸、草酸、膳食纤维、脂肪酸、碱性药物等，而维生素 D、某些氨基酸、乳糖能促进肠内钙的吸收。

长期缺钙会导致骨骼和牙齿发育不良，血凝不正常，甲状腺功能减退等。儿童缺钙会出现佝偻病，中老年人缺钙易发生骨质疏松和骨质增生等。过量钙的摄入可能增加发生肾结石的风险，对铁、锌等矿物质的食物利用率产生影响。

钙主要通过饮食摄入。奶和奶制品是钙的最好来源,虾皮、坚果类、豆类及其制品、海带、紫菜、芝麻酱等含钙量也较高。

血液中的钙可从肾滤出,大多重吸收入血,过多的钙则从尿液中排出。尿钙排出量受血钙浓度的直接影响,尿钙的变化可反映血钙的变化。

四、钠

钠是食盐的主要成分。钠的功能与调节体内水分和渗透压、维持酸碱平衡有关。细胞膜上的钠泵能增强神经肌肉兴奋性。钠元素和钾元素在人体中的作用是密不可分的。在正常状态下,细胞内外的盐类维持平衡,钠、氯离子主要存在于细胞外液,而钾离子则主要存在于细胞内液,若失去平衡,就会出现疲乏、头晕、肌肉痉挛、恶心、呕吐甚至虚脱等症状。

钠主要通过尿液和汗液排出。高温季节,为防止中暑,常给大量出汗的人喝盐开水。医院要给呕吐、腹泻、大面积烧伤患者补给生理盐水等,以维护人体内电解质的平衡。生理盐水即溶质质量分数为 0.9% 的氯化钠溶液。

若食盐摄入过多,会导致血容量增加,从而引起血压升高,心脏负担加重。2022 版《中国居民平衡膳食宝塔》建议成年人每人每日食盐摄入量应在 5g 以下。

五、铜

铜存在于人体所有器官和组织中,通常与蛋白质或其他有机物结合,以非自由铜离子的形式存在。肝脏是储存铜的仓库,含铜量最高。脑和心脏也含有较多的铜。已知铜是 30 多种酶的活性成分,如铜蓝蛋白、细胞色素、细胞色素 c 氧化酶等都含有铜元素。铜与维护造血功能及铁的代谢,维持神经系统及循环系统功能等有关。

在我国以及印度、坦桑尼亚、南非等地发现的"膝外翻症"是缺铜的一种典型症状,在患者畸形骨骼中铜含量显著低于正常值。值得注意的是,最近的研究发现,缺铜是增加冠心病发病率的一个因素。对大鼠的试验表明,缺铜会显著升高血浆胆固醇,改变胆固醇与脂蛋白的结合形式,增加动脉粥样硬化的风险,并引起大鼠的心脏生理发生异常。

威尔逊病(Wilson 病)是先天性铜代谢障碍疾病,于 1911 年首先由 Wilson 报道。它是一种常染色体隐性遗传性疾病,临床上以肝损害、锥体外系症状与角膜色素环等为主要表现,伴有血浆铜蓝蛋白缺少和氨基酸尿症。

铜在人体内不易保留,需经常摄入和补充。富含铜元素的食物有动物肝脏、虾、豆类、鲜肉、果仁等。茶叶中含有微量铜。铜对人体的潜在毒性较轻,只有当摄入量大大超过正常值时,方会引起胃肠功能紊乱等不良反应。

六、铬

铬是人体必需的微量元素。铬参与由胰岛素调控的糖与脂肪的代谢过程。铬的作用部位是细胞膜上的胰岛素受体,能促进胰岛素作用,是胰岛素起作用的"共同要素"。低价态的铬,参与糖和脂肪类物质的代谢作用,促进人体的发育成长。缺少低价铬,胰岛素的作用减弱,严重时可患糖尿病。高价态的铬可以干扰很多重要酶的活性,破坏肝、肾的重要功能,严重的会引起癌症。铬中毒主要是指六价铬中毒。

饮食中的无机铬一旦被吸收,便迅速随血液分布于各个器官中,特别是肝脏。人体头发含铬浓度最高。在所有组织细胞中铬的浓度都随着年龄的增加而下降。

铬在肉类中含量丰富,尤其是肝脏和其他内脏。啤酒酵母、未加工的谷物、麸糠、硬果类、乳酪也能提供较多的铬。

七、钴

钴是维生素 B_{12} 分子的一个组成成分,其生理功能主要也是通过维生素 B_{12} 的功能来体现的。维生素 B_{12} 与造血功能有关,并对蛋白质的新陈代谢、部分酶的合成等有影响。此外,它还有助于铁在人体内的储存以及肠道对铁和锌的吸收,促进肠胃和骨髓的健康等。

钴可以直接从水中或从动植物体中获得。食物中钴含量比较丰富的是蘑菇、动物内脏、瘦肉、蟹肉、沙丁鱼、蛋和干酪等。摄入过量钴或暴露于过量的钴环境中,可引起钴中毒。

八、锰

微量元素锰也是人体必不可少的营养素。锰是体内几十种酶的活性基团或辅助因子的组成成分,又是某些酶的激活剂,影响多个代谢过程。锰在人体内的作用体现在促进骨骼的生长发育、保护细胞中线粒体的完整性、改善机体的造血功能和维持正常的糖代谢与脂肪代谢等。

锰缺乏可影响骨和软骨的正常发育,导致胰岛素合成和分泌的降低,葡萄糖耐量受损,以及神经衰弱综合征等代谢性疾病。

由于人体对于锰的需要量较少,而且植物性食物中普遍含有锰,所以一般情况下不会发生锰缺乏。如果由于职业接触,如锰矿开采或是由于地质原因导致土壤、水源中锰含量较高,进而导致人体锰摄入过量,可引发慢性锰中毒。锰过量主要损害人体运动功能和神经系统功能,甚至可能引发锰中毒性帕金森病。

九、钼

钼是人体必需的微量元素。人体各种组织都含钼,肝、肾中含量最高。现已知人的心肌中含有较多的钼。钼和一些酶共同维持着心肌的能量代谢,与维护心脏正常功能有关。钼是多种酶的重要构成元素,参与人体内铁的利用、碳水化合物和脂肪的代谢。钼还是组成眼睛虹膜的重要成分。

钼在食物中存在比较广泛,如小麦、豆类、牛奶、蛋类、猪肉和蜂蜜等食物中都含有钼。人体对钼的需要量极低,因此一般不会缺钼。胃肠功能紊乱时有可能会造成机体缺钼。

十、碘

碘是人体内的重要微量元素。碘在人体内 2/3 集中在甲状腺,其余分布在血清、肌肉、肾上腺、卵巢中。碘在体内的主要功能是参与合成甲状腺素。甲状腺素能显著地增强机体内能量代谢和蛋白质、糖类、脂肪的合成与分解,促进生长发育。人体内缺乏碘时,会影响幼儿生长和思维发育,成年人会出现皮肤干燥、毛发脱落;孕妇缺碘,可使新生儿患呆小症。因此,人体缺碘的危害是十分严重的。

我国有些地区受地理条件限制,饮食中缺碘,很多人患甲状腺肿大。为了防治这种地方病,建议多吃富含碘的海带、紫菜、海蜇等海产品。目前我国食用的含碘盐是将碘化物与食盐按 1∶20000～1∶50000 的比例混合均匀而成,碘化物成分主要是碘化钾或碘酸钾。

十一、氟

氟是人体内重要的微量元素,大部分位于骨和牙齿中。氟与人体牙齿、骨骼组织代谢密切相关。少量氟可以提高牙釉质对细菌酸性腐蚀的抵抗力,防止龋齿。如摄入过量,氟在人体内积蓄,便会引起氟中毒。慢性氟中毒的主要表现为氟斑牙和氟骨症。氟骨症患者早期出现四肢、脊柱骨骼和全身关节疼痛、全身乏力,严重的可造成全身骨骼和关节变形,甚至瘫痪。

氟一般以氟离子的形式广泛分布于自然界,人体可通过水、食物和空气等多种途径摄入氟。经口摄入的氟化物被胃肠吸收。氟每日由尿排出摄入量的 $50\%\sim92\%$,故尿氟可作为估计一个地区居民近期摄氟水平的指标。市场上出售的加氟牙膏内含有氟化钠、氟化锶等氟化物,有防龋作用,适用于缺氟地区。

十二、硒

硒也是人体必需的微量元素。人体内硒是谷胱甘肽过氧化物酶的组成部分。谷胱甘肽过氧化物酶在人体可阻止不饱和酸的氧化,防止因氧化而引起组织老化,避免产生有毒的代谢物。此外,硒对镉、砷、汞等有毒物质也有抵抗作用,是有效的解毒剂。

人体缺硒,容易患大骨节病、克山病、胃癌等。鱼、龙虾及一些甲壳类水产品中含硒量极为丰富,其次是动物的心、肝、肾等内脏。蔬菜,如荠菜、芦笋、豌豆、大白菜、南瓜、洋葱、番茄等也含一定量的硒。硒的摄入量也需适当,如超过人体需要,可能引起肺炎,肝、肾功能退化等病症。

第二节　维生素及其缺乏症

维生素是机体维持正常生命活动必不可少的一类小分子有机物质,在体内含量很少。大多数维生素人体不能合成或合成量不足,不能满足机体的需要,必须经常通过食物获得。维生素在体内既不是构成身体组织的原料,也不是能量的来源,而是一类调节物质,在物质代谢中起重要作用。多数维生素作为辅酶和辅基的组成成分,参与体内物质代谢,因此许多维生素的生理功能与酶的作用密切相关。人体对维生素的需要量很小,但一旦缺乏就会引发相应的维生素缺乏症,对人体健康造成严重损害。

习惯上将维生素分为脂溶性和水溶性两大类。

一、脂溶性维生素

脂溶性维生素是指不溶于水而溶于脂肪及有机溶剂的维生素,包括维生素 A、维生素 D、维生素 E、维生素 K 等。它们在食物中通常与脂肪一起存在,一起吸收并储存。脂溶性维生素主要储存于肝脏,摄入过量会引起中毒。

(一)维生素 A

维生素 A 又称抗干眼醇,分 A_1,A_2 两种,是不饱和一元醇类。维生素 A_1 又称为视黄醇,维生素 A_2 称为脱氢视黄醇。维生素 A 的主要功能是维持上皮组织健康及正常视觉,促进年幼动物的正常生长。肝脏是储存维生素 A 的场所。

维生素 A 与暗视觉有关。维生素 A 在醇脱氢酶作用下转化为视黄醛,11-顺视黄醛与视蛋白上的赖氨酸氨基结合构成视紫红质,视紫红质在光中分解成全反视黄醛和视蛋白,在暗中再重新合成视紫红质,形成一个视循环(图 6-1)。维生素 A 缺乏可导致暗视觉障碍,即夜盲症。全反视黄醛主要在肝脏中转变成 11-顺视黄醛。维生素 A 还与转铁蛋白合成、免疫、抗氧化等过程有关。近年来还发现了维生素 A 的医疗新用途,包括治疗消化性溃疡、应激性溃疡,治疗良性乳腺肿瘤,治疗扁平疣,防治早产儿支气管-肺发育不良症等。

在人体内一分子β胡萝卜素可转化为两分子的维生素 A,转化过程在肠黏膜及肝脏中进行。过量摄取维生素 A 会引起中毒,可引发骨痛、肝脾大、恶心腹泻及鳞状皮炎等。

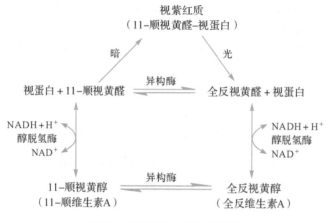

图 6-1　维生素 A 参与视循环

(二)维生素 D

早在 20 世纪 30 年代初,科学家研究发现多晒太阳或食用紫外光照射过的橄榄油、亚麻籽油等可以抗软骨病,科学家们进一步研究发现并命名人体内抗软骨病的活性组分为维生素 D。

维生素 D 又称钙化醇、抗佝偻病维生素,是固醇类化合物,主要有 D_2,D_3,D_4,D_5 几种活性类型,其中 D_2,D_3 活性最高。在生物体内,维生素 D_2 和 D_3 本身不具有生物活性,它们在肝脏和肾脏中羟化后形成有活性的 1,25-二羟基维生素 D。维生素 D 可直接从膳食中摄取,也可由维生素 D 原转化而来。人皮肤含有维生素 D 原 7-脱氢胆固醇,在阳光紫外线激活后会转变为维生素 D_3,这是内源性维生素 D。

维生素 D 的主要功能是调节钙、磷代谢,维持血液中钙、磷浓度正常,促使骨骼正常发育。维生素 D 缺乏时成人易患软骨病,小儿即佝偻病。如血钙下降,会出现手足抽搐、惊厥等,对牙齿的发育也有影响。近年来有研究还指出维生素 D 与糖尿病、某些肿瘤的发生也有关。

大部分人需要额外补充维生素 D 来达到推荐的摄入量。海鱼、动物肝、蛋黄以及鱼肝油中维生素 D 含量较丰富。若维生素 D 摄入过多,可引起高血钙、食欲缺乏、呕吐、腹泻甚至软组织异位骨化等中毒现象。

(三)维生素 E

1922 年,研究人员发现一种脂溶性膳食因子对大鼠的正常繁育必不可少。1924 年,这种因子便被命名为维生素 E。在之后的动物实验中,科学家们发现,小鼠如果缺乏维生素 E 会出现心、肝和肌肉退化以及不育症。猴子缺乏维生素 E 会出现贫血、不生育和心肌异常等症状。

维生素 E 又被叫作生育酚,目前发现有 6 种,其中 α,β,γ,δ 四种有生理活性,α-生育酚的活性最高。

维生素 E 的功能主要包括抗不育,促进垂体促性腺激素的分泌,促进精子的生成和活动,增强卵巢功能。维生素 E 能保护不饱和脂肪酸和其他易被氧化的物质,是有效的抗氧化剂。维生素 E 能稳定细胞膜和细胞内脂类部分,改善脂质代谢等。随着研究的深入,逐步认识到维生素 E 在防治心脑血管疾病、肿瘤、糖尿病及其并发症、中枢神经系统疾病、运动系统疾病、皮肤疾病等方面具有广泛的作用。

富含维生素 E 的食物有植物油、果蔬、坚果、瘦肉、乳类、蛋类等。含量最为丰富的是小麦胚芽。

长期服用大剂量维生素 E 会有副作用，如引起血小板聚集，造成血栓性静脉炎或肺栓塞，还有乳房肥大、视物模糊、皮肤龟裂、荨麻疹等症状。因此，维生素 E 虽是生命必需的营养素之一，但长期服用仍需要在医生指导下进行，将毒副作用降到最低的程度。

（四）维生素 K

维生素 K 又叫抗出血维生素，是维持血液正常凝固所必需的物质。天然维生素 K 有 K_1，K_2 两种，维生素 K_1 主要存在于青绿色植物中，维生素 K_2 主要存在于微生物体内。人工合成的维生素 K 即甲基萘醌，称为维生素 K_3。

维生素 K 参与蛋白质谷氨酸残基的 γ-羧化。凝血因子 II、VII、IX、X 肽链中的谷氨酸残基在翻译后加工过程中，在蛋白羧化酶催化下，成为 γ-羧基谷氨酸。这两个羧基可络合钙离子，对钙的输送和调节有重要意义。凝血因子与钙结合，并通过钙与磷脂结合形成复合物，发挥凝血功能。这些凝血因子又被称为维生素 K 依赖性凝血因子。

维生素 K 缺乏症较少见，长期服用抗生素或吸收障碍可导致缺乏。缺乏维生素 K 时常有出血倾向，其症状是口腔、牙龈、鼻腔出血，凝血时间延长，大便有黑红色血液。只要保证摄入新鲜蔬菜即可预防维生素 K 缺乏。

二、水溶性维生素

（一）维生素 B_1

维生素 B_1 又称硫胺素。1910 年，波兰化学家丰克从米糠中提取获得维生素 B_1。维生素 B_1 在体内以焦磷酸硫胺素（TPP）形式存在，广泛分布于骨骼肌、心肌、肝脏、肾脏和脑组织中。维生素 B_1 以辅酶形式参与糖的分解代谢，是羧化酶的辅酶，有保护神经系统的作用，还能促进肠胃蠕动，增加食欲。

当缺乏维生素 B_1 时，可引起多种神经炎症，患者的周围神经末梢有发炎和退化现象，并伴有四肢麻木、肌肉萎缩、心力衰竭、下肢水肿等症状。18—19 世纪，在中国、日本，尤其在东南亚一带，每年约有几十万人死于脚气病。中国名医孙思邈曾用谷皮治疗脚气病。在现代医学上，维生素 B_1 制剂治疗脚气病和多种神经炎症有显著疗效。

维生素 B_1 主要存在于种子的外皮和胚芽中，如米糠和麸皮中含量很丰富，在酵母菌、瘦肉、白菜和芹菜中含量也较丰富。

（二）维生素 B_2

1879 年，英国著名化学家布鲁斯发现牛奶的上层乳清中存在一种黄绿色的荧光色素，他尝试用各种方法提取，以研究其化学本质，但都没有成功。1933 年，美国科学家哥尔倍格等从 1000 多 kg 牛奶中获得了 18mg 这种物质。后来因为其分子式上有一个核糖醇，命名为核黄素，即维生素 B_2。

维生素 B_2 由核糖醇和 6，7-二甲基异咯嗪两部分组成。在人体内以黄素腺嘌呤二核苷酸（FAD）和黄素单核苷酸（FMN）两种形式参与氧化还原反应，起到递氢的作用，是机体中一些重要的氧化还原酶的辅基，如琥珀酸脱氢酶、黄嘌呤氧化酶及 NADH 脱氢酶等。维生素 B_2 参与的生化反应主要有呼吸链能量产生、氨基酸和脂类氧化、嘌呤碱转化为尿酸、芳香族化合物的羟化、蛋白质与某些激素的合成、铁的转运和储存，以及叶酸、吡哆醛和烟酸的代谢等。因此，维生素 B_2 具有广泛且重要的作用。

膳食中的维生素 B_2 主要以 FMN 和 FAD 辅酶的形式存在,在上消化道转变为游离型维生素 B_2,在小肠上部被吸收。当摄入量较大时,肝、肾中常有较高的浓度,超过肾阈即通过泌尿系统排出体外。

缺乏维生素 B_2 时组织呼吸作用会减弱,代谢强度降低,人体腔道内的黏膜层会出现黏膜病变,主要症状为口腔发炎、舌炎、角膜炎、皮炎等。儿童缺乏维生素 B_2 会导致生长迟缓,轻中度缺铁性贫血。

一般人体每天需要从饮食补充维生素 B_2。维生素 B_2 在各类食品中广泛存在,动物性食品含量高于植物性食物,如各种动物的肝脏、肾脏、心脏、蛋黄、鳝鱼以及奶类等,许多绿叶蔬菜和豆类含量也较多。

（三）维生素 B_3（维生素 PP）

维生素 B_3 又称维生素 PP,包括烟酸（又称尼克酸）和烟酰胺（又称尼克酰胺）两种物质。烟酸和烟酰胺几乎全部在胃和小肠吸收,在血流中的主要形式是烟酰胺。膳食中约 15% 的色氨酸可转化为烟酸。

维生素 B_3 是 NAD^+（烟酰胺腺嘌呤二核苷酸,又称辅酶 I）和 $NADP^+$（烟酰胺腺嘌呤二核苷酸磷酸,又称辅酶 II）的前体,它们是多种重要脱氢酶的辅酶。维生素 B_3 参与葡萄糖酵解、丙酮酸盐代谢、戊糖的生物合成和脂肪、氨基酸、蛋白质及嘌呤代谢等过程。

一般膳食中并不缺乏维生素 B_3,只有以玉米为主食的地区易发生烟酸缺乏,因为玉米中的烟酸为结合型,不易被吸收利用,且玉米中色氨酸少。维生素 B_3 缺乏可产生糙皮病,表现为皮炎、舌炎、腹泻及烦躁、失眠等症状。烟酸是少数存在于食物中相对稳定的维生素,即使经烹调及储存亦不会大量流失而影响其效力。

（四）维生素 B_5（泛酸）

维生素 B_5 又称泛酸,是由 α,γ-二羟基-β-β-二甲基丁酸和一分子 β-丙氨酸缩合而成。维生素 B_5 常以辅酶 A 的形式参与机体反应。辅酶 A 是生物体内代谢反应中乙酰化酶的辅酶,它的重要生理功能是传递酰基,是形成代谢中间产物的重要辅酶。维生素 B_5 参与蛋白质、脂肪和糖等的新陈代谢。

人体很少会缺乏泛酸,因为它广泛存在于一般食物中。医学实验发现如果维生素 B_5 缺乏,会导致肾上腺功能不足和减退、头发泛白、容易疲劳等症状。维生素 B_5 作为营养补充剂,主要用于医药、食品添加剂及饲料添加剂,例如用于治疗多种皮肤病,如皮炎、鱼鳞病、银屑病等相关的红斑。维生素 B_5 含量较多的食物有牛奶、豆浆等。

（五）维生素 B_6

糙皮病除与烟酸缺乏有关外,在 1926 年又发现了另一种维生素在饲料中缺乏时,也会诱发小鼠产生糙皮病,这个物质在 1934 年被定名为维生素 B_6。维生素 B_6 直到 1938—1939 年才被分离出来,并被定性及体外合成。

维生素 B_6 包括吡哆醇、吡哆醛和吡哆胺,参加代谢的主要是磷酸吡哆醛和磷酸吡哆胺,由维生素 B_6 在体内经磷酸化作用转化而成。磷酸吡哆醛是氨基酸转氨作用、脱羧作用和消旋作用的辅酶,因此维生素 B_6 与氨基酸代谢密切相关。

人与动物的肠道微生物可合成维生素 B_6,但其量甚微,仍需要从食物中补充。维生素 B_6 的食物来源很广泛,包括动物性和植物性食物。

（六）生物素

生物素是维生素 B_7,又称维生素 H,在 20 世纪 30 年代从肝中发现,是一种可以防治由于喂食生鸡蛋蛋白诱导大鼠脱毛和皮肤损伤的因子。生物素是多种羧化酶的辅酶,作为 CO_2 的递体,在生物合成中起传递和固定 CO_2 的作用。生物素参与体内脂肪酸和碳水化合物以及蛋白质的代谢,还参与维生素 B_{12}、叶酸和泛酸的代谢,促进尿素合成与排泄等过程。

生物素在食物中存在广泛。好吃生鸡蛋和饮酒的人、服用抗生素或磺胺药的人每天可以补充生物素至一定量。妊娠期妇女生物素流失明显,应在医师指导下合理补充。

(七)叶酸和叶酸辅酶

维生素 B_{11} 最初从肝脏中获得,后来发现它在植物的绿叶中含量丰富,故又名叶酸。叶酸是一组化学结构相似、生化特征相近的化合物的统称,由蝶啶、对氨基苯甲酸与 1 个或多个谷氨酸结合而成。叶酸的生物活性形式为四氢叶酸。四氢叶酸的主要作用是作为一碳单位,如—CH_3,—CH_2—,—CHO 等的载体,参与多种生物合成过程。在蛋白质、核苷酸、泛酸的合成及分子的甲基化过程中都需要一碳单位的参与。

人类肠道细菌能合成叶酸,故一般不易缺乏。当吸收不良、代谢失常或长期使用肠道抑菌药物时,可造成叶酸缺乏。孕妇需补充叶酸。叶酸缺乏与习惯性流产、早产、婴儿出生体重过低、婴儿消化不良及生长迟缓等有关。

叶酸广泛分布于绿叶植物中,如菠菜、甜菜、甘蓝等绿叶蔬菜,在动物性食品如肝、肾、蛋黄等,水果柑橘、猕猴桃等和酵母中也广泛存在,但在根茎类蔬菜、玉米、猪肉中含量较少。

(八)维生素 B_{12} 和 B_{12} 辅酶

维生素 B_{12} 又称为氰钴胺素,是分子结构较为复杂,也是唯一含必需矿物质的维生素,因含钴而呈红色,又称红色维生素。维生素 B_{12} 的主要功能是作为变位酶的辅酶,催化底物基团内的变位反应,主要是甲基变位,还可促使红细胞的生成和成熟,所以又称造血维生素。

人体中维生素 B_{12} 含量会随着年龄的增加而逐渐减少。缺乏维生素 B_{12} 会导致恶性贫血,可有唇、舌及牙龈发白出血、眼睛及皮肤发黄、恶心、食欲缺乏、体重减轻、舌头发炎等症状。维生素 B_{12} 缺乏多因吸收不良引起,素食者由于不吃肉食可能会发生维生素 B_{12} 缺乏。老年人和胃切除患者胃酸过少可引起维生素 B_{12} 的吸收不良。

6-2　维生素 B_{12} 结构

(九)维生素 C

维生素 C 能防治坏血病,故又称抗坏血酸。维生素 C 具有很强的还原性,很容易被氧化成脱氢维生素 C,脱氢维生素 C 还可以继续氧化,生成二酮古乐糖酸。维生素 C 是羟化酶的辅酶,参与体内多种羟化作用,如促进胶原蛋白和黏多糖的合成,维持细胞间质的完整性,促进伤口愈合。缺乏维生素 C 引起毛细血管出血,造成坏血病。维生素 C 还参与体内许多氧化还原反应,既可作为供氢体,又可作为受氢体,在体内氧化还原过程中发挥重要作用。此外,体内补充大量的维生素 C 后,可以缓解铅、汞、镉、砷等重金属对机体的毒害作用。许多研究证明维生素 C 可以阻断致癌物 N-亚硝基化合物合成,预防癌症。

由于大多数哺乳动物能靠肝脏来合成维生素 C,所以并不存在缺乏的问题。但是人类及灵长类等少数动物却不能自身合成,必须通过食物、药物等摄取。食物中的维生素 C 主要存在于新鲜的蔬菜、水果中。水果中新枣、橘子、山楂、柠檬、猕猴桃、沙棘和刺梨含有丰富的维生素 C,蔬菜中绿叶蔬菜、青椒、番茄、大白菜等含量较高。

维生素 C 在体内的代谢过程及转换方式,目前仍不很清楚。维生素 C 最后的代谢物由尿液排出。当组织中维生素 C 达饱和量时,排泄也会增多;当组织含量不足时,排泄量则减少。

（十）辅酶 Q(CoQ)

辅酶 Q 又称为泛醌,简称 CoQ,广泛存在于动物和细菌的线粒体中。辅酶 Q 的活性部分是它的醌环结构,主要功能是作为线粒体呼吸链氧化-还原酶的辅酶,在酶与底物分子之间传递氢和电子。它是细胞呼吸和细胞代谢的激活剂,也是重要的抗氧化剂和非特异性免疫增强剂。辅酶 Q 对心脏功能非常重要。

人体可以合成辅酶 Q,在 20 岁左右产量达到高峰,以后随年龄增长而下降。食物中动物内脏,尤其是心和肾的辅酶 Q 含量最高,其次是红肉、坚果和粗制植物油。

（十一）硫辛酸

硫辛酸一般是指 6,8-二硫辛酸,有氧化型和还原型两种形式。在机体代谢中,硫辛酸可作为酰基载体,它的功能基团是—SH。硫辛酸作为辅酶,在丙酮酸彻底氧化分解的两个关键性氧化脱羧反应中起作用,即丙酮酸脱氢酶复合体和 α-酮戊二酸脱氢酶复合体催化酰基的产生和转移。此外,硫辛酸具有显著的亲电子性和与自由基反应的能力,因此它具有很强的抗氧化性,能消除体内多种自由基,参与氧化还原反应,被认为是人体"顶级抗氧化剂"。

硫辛酸在自然界广泛分布,肝和酵母细胞中含量尤为丰富。在食物中硫辛酸常和维生素 B_1 同时存在。目前尚未发现人类有硫辛酸缺乏症。

拓展阅读

人体尿常规

尿液是人体代谢产物通过肾小球滤过和肾小管重吸收后排出体外的物质。人体血液流经肾小球时,血液中的尿酸、尿素、水、无机盐和葡萄糖等物质通过肾小球的滤过作用,过滤到肾小囊中,形成原尿。当原尿流经肾小管时,原尿中对人体有用的全部葡萄糖、大部分水和部分无机盐,被肾小管重吸收,回到肾小管周围毛细血管中。原尿经肾小管的重吸收作用,剩下水、无机盐、尿素和尿酸等物质就形成了尿液。尿液中各成分的含量可以反映人体代谢及病理状况,因此尿常规是临床上常用的诊断指标。

尿常规指标大致可分为四大类:肾病类、糖尿病类、泌尿系统感染类以及其他疾病类。

肾病类指标:酸碱度、比重、隐血或红细胞、蛋白质和颜色。这些指标的改变可能提示有肾功能损害。

糖尿病类指标:酸碱度、蛋白、比重、糖和酮体。这些指标有助于诊断相关并发症,如是否出现酮血症等。在正常情况下,尿糖和酮体应为阴性。

泌尿系统感染类指标:白细胞、隐血或红细胞、亚硝酸盐、颜色和浊度。当泌尿系统受到细菌感染时,尿中往往出现白细胞和红细胞,尿液颜色或浊度也发生改变,亚硝酸盐有时也会呈阳性。

其他疾病类指标:主要是酸碱度、比重、胆红素、尿胆原、颜色及其他指标。胆红素和尿胆原两项指标反映肝脏代谢血红素的能力和数量。在正常情况下,尿胆红素为阴性,尿胆原为弱阳性。以上指标增高时,往往提示黄疸。

了解一下

中国免疫化学创始人
—— 生物化学家、免疫化学家刘思职

刘思职(1904—1983),1925年留学美国并获博士学位,1929年学成回国。1929—1940年,作为中国生物化学家吴宪的助手,刘思职在北京协和医学院研究蛋白质变性,并创造性地用化学定量方法研究抗原—抗体沉淀反应,分析免疫沉淀物中的抗原抗体比例,并定量回收和纯化抗体。在此基础上刘思职还研究了免疫沉淀物的溶解度和沉淀曲线,同时注射两种不同抗原时抗体的生成反应等,成为中国免疫化学的创始人之一。此后,他一直继续这一领域的研究,如研究低级抗体的性质和代谢、激素对抗体代谢的影响、强弱不同抗原在体内的代谢率等。1954年,刘思职主编中国第一部生物化学教科书《生物化学大纲》,1964年修订重版时书名改为《生物化学》。

【课后作业】

1. 结合你的专业,谈谈与生命科学的学科交叉。
2. 如何进行科学补钙和维生素补充?

第七章 | 肿瘤代谢与衰老

课前思考题

1. 肿瘤细胞代谢和正常细胞代谢是否相同？你认为可能会在哪些方面有所不同？
2. 你了解肿瘤细胞的瓦伯格效应吗？
3. 你是否了解细胞的"逆衰老"过程？

重要知识点

1. 肿瘤细胞的基本特征。
2. 肿瘤细胞的瓦伯格效应。
3. 细胞衰老和个体衰老。

7-1 PPT

第一节 肿瘤代谢生物学

一、肿瘤的流行情况分析

恶性肿瘤严重危害人类健康。近年来全球各国的恶性肿瘤患病率有升有降，以升为主，总患病率呈上升趋势。不论城市还是农村，肿瘤都是中国居民的主要死亡原因之一，占居民全部死因的 23.91%。

据国家癌症中心报道，近 10 年来中国恶性肿瘤发病率每年保持约 3.9% 的增幅，死亡率每年保持 2.5% 的增幅。肺癌、肝癌、上消化系统肿瘤、结直肠癌和女性乳腺癌等依然是我国主要的恶性肿瘤。肺癌位居男性发病率第 1 位，而乳腺癌为女性发病率首位（表 7-1）。男性恶性肿瘤发病率相对女性要高。女性甲状腺癌发病率近年来增幅较大，男性前列腺癌发病率近年来上升趋势明显。

恶性肿瘤的死亡率随年龄的增加而上升（图 7-1）。40 岁以下人群中恶性肿瘤死亡率处于较低水平，40 岁以后开始快速升高，恶性肿瘤死亡人数分布主要集中在 60 岁以上，到 80 岁年龄组达到高峰。

恶性肿瘤生存率在过去的 10 余年呈现逐渐上升趋势，目前我国恶性肿瘤的 5 年相对生存率约为 40.5%，与 10 年前相比，我国恶性肿瘤生存率总体提高约 10 个百分点，与发达国家还有差距。

表 7-1 全国分性别主要恶性肿瘤发病率前十位

顺位	男性			女性		
	癌症	2015年	2014年	癌症	2015年	2014年
1	肺癌	24.17%	24.63%	乳腺癌	17.10%	16.51%
2	胃癌	13.06%	13.62%	肺癌	15.02%	15.43%
3	肝癌	12.74%	12.72%	结直肠癌	9.17%	9.25%
4	结直肠癌	10.46%	10.13%	甲状腺癌	8.49%	7.50%
5	食管癌	8.23%	8.77%	胃癌	6.86%	7.25%
6	前列腺癌	3.35%	3.25%	宫颈癌	6.25%	6.04%
7	膀胱癌	2.88%	2.87%	肝癌	5.40%	5.68%
8	胰腺癌	2.51%	2.47%	食管癌	3.88%	4.29%
9	淋巴癌	2.42%	2.24%	子宫体癌	3.88%	3.79%
10	脑癌	2.32%	2.27%	脑癌	3.21%	3.15%
	其他	17.86%	17.03%	其他	20.74%	21.11%
合计		100%	100%		100%	100%

（引自国家癌症中心发布的《2019 年全国癌症报告》）

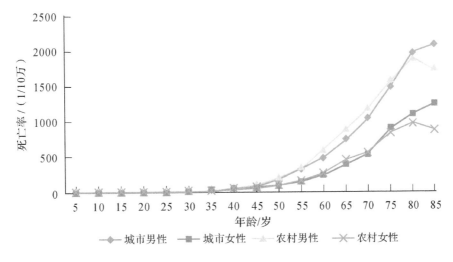

图 7-1 恶性肿瘤死亡率与年龄的关系
（引自国家癌症中心发布的《2019 年全国癌症报告》）

肿瘤是怎么产生的？是一种遗传性疾病还是代谢性疾病？对这个问题的认识有争论和反复。曾经认为基因突变是肿瘤细胞起源的根本原因，但研究发现大约只有 10% 的肿瘤与人体内重要基因的突变有关。近年来肿瘤的代谢生物学研究获得很多成果，也受到重视。研究发现人类约有 1000 种肿瘤相关基因，其中癌基因大约 250 种，抑癌基因约 700 种，其中绝大多数在细胞代谢中发挥关键作用,主要涉及 5 条代谢途径:①有氧糖酵解;②谷氨酰胺分解;③一碳代谢;④磷酸戊糖通路;⑤脂肪酸从头合成。上述 5 条代谢通路使肿瘤细胞由单纯的产生 ATP 转变为产生大量氨基酸、核苷酸、脂肪酸以及细胞快速生长与增殖需要的其他中间产物,这些代谢产物反过来作用于上述代谢通路,从而促进肿瘤生长、抑制肿瘤凋亡。"肿瘤是一种代谢性疾病"的观点已逐渐被研究人员接受。

二、肿瘤的特征

2000 年,Douglas Hanahan 和 Robert A. Weinberg 在《细胞》杂志上发表题为"*The Hallmarks of Cancer*"一文,总结了肿瘤细胞的六大基本特征:自给自足的生长信号、对抑制生长信号不敏感、逃避细胞凋亡、潜力无限的复制能力、持续的新生血管生成、侵袭和转移。2011 年,这两位教授在《细胞》杂志上又发表了一篇升级版综述"*Hallmarks of Cancer：The Next Generation*",综述了最近 10 年肿瘤学研究热点和进展,在原有的六大特征基础上,新增了四大特征,包括免疫逃逸、引发炎症反应、细胞能量异常和基因组不稳定性及易突变。

(一)自给自足的生长信号

正常细胞中与生长相关的信号分子多是外源的,即由另一类细胞产生,通过与靶细胞上相应的信号接受器(受体)相结合,促使靶细胞改变生长状态。癌细胞则可以自己合成生长分化所需的生长信号,无需依赖外源性信号,即癌细胞中编码生长因子的基因表达异常。如科学家们发现在神经胶母细胞瘤和恶性肉瘤中血小板衍生因子(PDGF)和肿瘤生长因子-α(TGF-α)表达异常增高。其次,癌细胞还会大量表达其表面的信号分子受体,这样就可以富集周围微环境中的生长信号,从而进入生长增殖状态。此外,癌细胞还会改造它周围的一些正常细胞分泌生长信号,并招募一些帮凶细胞,如成纤维细胞和内皮细胞来帮助它们生长增殖。

(二)对抑制生长信号不敏感

大多数细胞必须保持静止或非增殖状态,以便完成成熟的已分化组织的特定功能。为保持这种静止状态,人体内除了有生长信号外,还存在着生长抑制信号,如肿瘤抑制基因作用下的信号转导通路。除此以外,细胞与细胞之间、细胞与细胞间质之间的相互作用在维持细胞静止状态中也起着重要作用。对于癌细胞来说,需要不断地生长增殖,逃避抑制生长信号的影响。已知肿瘤细胞中,在肿瘤抑制基因和细胞-细胞或细胞-细胞间质的相互作用中出现了多种缺陷,从而削弱了对细胞生长的抑制,诱发肿瘤增殖。

(三)逃避细胞凋亡

逃避细胞凋亡几乎是所有类型癌细胞都具有的能力。负责细胞凋亡的信号分子大体上可以分为两类:一类如同上文所述的肿瘤抑制分子,如 p53 蛋白;另一类则负责执行细胞凋亡。前者监控细胞内外环境,一旦发现不正常情况即触发细胞凋亡,后者则有序地促进细胞进行凋亡。目前科学研究证实,DNA 损伤、信号分子的失衡以及机体缺氧都有可能触发细胞凋亡。

细胞凋亡是自动清除受损或功能失调细胞的有效手段,是人体防癌抑癌的主要屏障。但是,肿瘤细胞失去了对凋亡的敏感性。因此,尽管肿瘤细胞的 DNA 或呼吸功能已受损,但仍可以生存和繁殖。

(四)具有无限的复制潜力

正常细胞在死亡之前的分裂次数是有限的。在细胞体外培养实验中,人们观察到,大多数正常细胞仅有 60 次左右的分裂能力。但是肿瘤细胞则失去了其中的调控机制,可以持续分裂。

科学家们还发现细胞的分裂能力与染色体末端的一段(称为端粒)的数千个碱基的序列有关。每经一个分裂周期,端粒就会减少 $50\sim100$ 个碱基,随着分裂次数的增多,端粒越来越短,最后无法再保护染色体的末端,染色体无法顺利复制,进而导致细胞的衰老死亡。而癌细胞通过过量表达端粒酶,在端粒末端添加所需碱基,能保证端粒不会因复制而缩短。

（五）持续的新生血管生成

血管是营养物质运输的重要通道,对于细胞生存和生长具有重要作用。一个细胞与其最近的毛细血管的距离一般不超过 $100\mu m$。实体肿瘤的生长需要血管的支持,输送营养物质并清除代谢废物。肿瘤内血管越多,其生长及转移的潜力就越大。

在通常情况下,在组织形成和器官发生过程中,血管生成是受到精细调控的,促进和抑制血管生成的信号分子通常处于平衡状态。癌细胞打破了这种平衡,获得了持续的新生血管形成能力。科学家们在许多类型的肿瘤中发现,一些促进血管形成的信号分子如血管内皮生长因子(VEGF)和成纤维细胞生长因子(FGF)的表达水平都远高于相应的正常组织,而一些起抑制血管生成的信号分子如 thrombospondin-1 或 β-interferon 的表达则下降。

（六）侵袭和转移

人体中的正常细胞除了血细胞外,大多数黏附在特定的胞外基质上,比如上皮细胞及内皮细胞,一旦从胞外基质脱离即会发生细胞凋亡。将这些细胞黏附在胞外基质或互相黏附在一起的分子称为细胞黏附分子,它们发挥着细胞锚定作用。肿瘤细胞具有较强的侵袭能力,能扩散并转移到达局部组织或远端器官。约 90% 的癌症患者死亡与肿瘤细胞转移引发的并发症有关。预防肿瘤转移是肿瘤治疗中最重要的挑战。

（七）免疫逃逸

实体肿瘤都具有不同的逃逸人体免疫系统监视的功能,从而确保它们不被免疫细胞如 T 淋巴细胞、B 淋巴细胞、巨噬细胞和自然杀伤细胞杀伤和清除。在结肠癌和卵巢癌患者中,那些体内含有大量细胞毒性 T 淋巴细胞(CTLs)和自然杀伤细胞(NK)的患者状况要比缺少这些免疫细胞的患者好得多。而在那些具有高度免疫原性的癌细胞中,它们通常会通过分泌肿瘤生长因子-β(TGF-β)或其他免疫抑制因子来瘫痪人体的免疫系统。

（八）引发炎症反应

在过去数十年中,大量的研究证实了免疫细胞引起的炎症反应与癌症发病机制之间的关系:炎症反应可为肿瘤微环境提供各种生物激活分子,例如生长因子(可维持癌细胞的增殖信号)、生存因子(可抑制细胞死亡)、促血管生成因子和细胞外基质修饰酶(利于血管生长、癌细胞浸润和转移),以及其他诱导信号。此外,炎性细胞还会分泌一些化学物质,加速肿瘤的恶化过程。

（九）细胞能量异常

即便在有氧气的条件下,癌细胞也会主要采用糖酵解的代谢方式,这被称为"有氧糖酵解"。无论是在有氧还是无氧条件下,肿瘤细胞糖酵解活跃,短期内可产生较多能量及各种代谢产物,极有利于肿瘤细胞的生长、抗凋亡和侵袭转移。

（十）基因不稳定性和易突变

癌细胞对可诱导基因突变的物质更敏感,且加快了基因突变的速度。尽管在不同类型的肿瘤中基因突变的种类不同,但均可以发现大量稳定和修复基因组 DNA 的功能的缺失,该现象提示我们肿瘤细胞的一大重要特征就是固有的基因组不稳定性。

三、瓦伯格效应和异常能量代谢

（一）瓦伯格效应

1920 年，德国生理学家瓦伯格（Warburg）发现肝癌细胞糖酵解较正常肝细胞活跃，他提出即便在氧充足的条件下，肿瘤细胞仍偏好于采用糖酵解方式进行葡萄糖代谢，而不是采用 ATP 产生效率更高的线粒体氧化磷酸化方式。这就是著名的瓦伯格效应，也就是公认的癌症特征中的有氧酵解，表现为糖酵解活跃，葡萄糖摄取率高，代谢产物乳酸含量高。

在有氧条件下，正常细胞糖酵解生成的丙酮酸通过转运蛋白进入线粒体，氧化脱羧，再通过三羧酸循环彻底氧化生成 CO_2 和 H_2O，同时产生大量 ATP。也就是说，能量的获得主要通过线粒体氧化磷酸化获得，通过糖酵解过程产生的能量仅占少数。

而肿瘤细胞无论是在有氧还是在无氧条件下，糖酵解均很旺盛。糖酵解产物丙酮酸主要通过乳酸发酵产生乳酸。糖酵解过程产生能量占据优势地位。

肿瘤细胞葡萄糖摄取量是正常细胞的 10 倍。这也是使用标记葡萄糖类似物进行肿瘤成像的基础。放射性标记的葡萄糖会聚集在肿瘤组织中，可用正电子发射断层扫描（PET）进行肿瘤检测，根据葡萄糖的需求量检测多种类型的肿瘤。

（二）癌细胞进行有氧糖酵解的生理意义

癌细胞为什么主要采用有氧酵解的方式进行糖代谢？普遍认为有氧酵解可以从以下方面有利于癌细胞的生长增殖：

（1）糖酵解路径比氧化磷酸化短，所以通过大量糖酵解方式产生 ATP 的速度比氧化磷酸化更快，更能满足肿瘤细胞快速分裂生长的需求。

（2）糖酵解的中间产物可以作为合成脂肪酸、核酸、氨基酸等物质的中间原料，为生物大分子的合成提供物质基础，有助于肿瘤细胞的迅速生长。

（3）糖酵解途径增强同时导致磷酸戊糖旁路途径活性增强，产生大量还原性物质 NADPH 和谷胱甘肽，可能增强肿瘤细胞对氧化损伤的抵抗。

（4）糖酵解产物乳酸使肿瘤周围微环境酸化，这种酸化的微环境不利于正常细胞生长，但有利于肿瘤细胞的浸润和转移。

（三）与有氧酵解相关的蛋白质变化

1. 癌细胞的葡萄糖转运载体的活性增高

癌细胞具有很高的能量需求，而糖酵解是一种相对低效的代谢方式，这就要求癌细胞增加葡萄糖的摄取和利用。癌细胞葡萄糖转运体（GLUT）的表达水平明显高于正常细胞。

2. 糖酵解关键酶的活性升高

癌细胞糖酵解增强的重要原因是一些关键酶的基因表达增强，相应蛋白质的合成增加，活性增高。糖酵解的关键酶有己糖激酶、磷酸果糖激酶-1 和丙酮酸激酶等，它们的基因表达和酶活性会有不同程度的增强。

拓展阅读

瓦伯格效应用于肿瘤诊断

^{18}F-氟脱氧葡萄糖（^{18}F-fludeoxyglucose，^{18}F-FDG）作为葡萄糖代谢示踪剂，是目前临床研究应用最广泛、最成熟的肿瘤代谢显像剂。^{18}F-FDG 和葡萄糖的分子结构相似，在注入体内后，^{18}F-FDG 与葡萄糖一样通过细胞膜上 GLUT 进入细胞内。^{18}F-FDG 进入细胞后，在己糖激酶Ⅱ（HK-Ⅱ）的作用下被磷酸化，形成 6-磷酸-^{18}F-FDG（6-P-^{18}F-FDG），但与葡萄糖不同的是，6-P-^{18}F-FDG 不能被进一步代谢，而是滞留堆积在细胞内。肿瘤细胞由于具有高摄取葡萄糖的特点，故能聚集较多的^{18}F-FDG，通过 FDG-PET 技术可以检测到肿瘤的分布。

四、肿瘤各类代谢异常

受肿瘤细胞增殖、迁移以及肿瘤细胞内能量代谢异常的影响，肿瘤患者在病程发展过程中会出现由轻到重的各类代谢异常。

（一）能量代谢异常

大多数肿瘤患者会出现能量消耗增加、体重降低。肿瘤患者的能量消耗增加和能量利用率下降被认为是肿瘤患者营养不良的重要原因。将肿瘤切除后，原先增高的能量消耗会逐渐下降。肿瘤患者能量消耗增加主要与肿瘤细胞迅速分裂生长有关，还可能涉及肿瘤产生的一些物质（如细胞因子等）对宿主能量代谢的影响。

（二）蛋白质代谢异常

肿瘤患者蛋白质谱会发生变化，表现为肌蛋白合成减少，肝脏蛋白质合成增加；由于肿瘤对氮的不断消耗，可使血浆氨基酸谱异常。

（三）脂肪代谢异常

脂肪丢失是癌性恶病质的典型特征之一，可能机制包括：摄入减少和能耗增加；脂蛋白脂酶活性下降，机体对外源脂肪利用率降低；肿瘤本身产生并释放脂肪分解因子。

（四）核酸代谢异常

肿瘤组织合成 DNA 和 RNA 的聚合酶活性均较正常组织高，相反，核酸分解过程明显降低，所以 DNA 和 RNA 的含量在恶性肿瘤细胞中明显增高。核酸增多是肿瘤迅速生长的物质基础。

（五）微量元素代谢异常

恶性肿瘤患者血清锌降低、铜升高，铜/锌比值升高可见于任何部位的恶性肿瘤，是恶性肿瘤的共同特征。一般认为，肿瘤浸润范围越广、病期越晚，血清铜越高、锌越低。

五、肿瘤代谢治疗

尽管恶性肿瘤的发病原因尚未被阐明，但是越来越多的证据提示恶性肿瘤是一种代谢性疾病。"有氧酵解"现象是区分癌细胞和正常细胞的一个重要特征。不仅葡萄糖如此，肿瘤细胞的其他物质，如蛋白质、脂肪、维生素、矿物质等代谢都有其鲜明的特点，这样就可以从代谢的角度去预防和治疗肿瘤。代谢治疗是肿瘤治疗的一个新方向，也是肿瘤代谢研究向临床应用的转化。

（一）以能量代谢作为靶点进行靶向治疗

癌细胞异常的能量代谢有望作为分子靶向治疗的重要靶点。糖酵解的关键酶如己糖激酶、丙酮酸激酶、异柠檬酸脱氢酶、磷酸果糖激酶Ⅰ等可作为肿瘤治疗的潜在靶点。例如，蛋白质组学研究表明 3-溴丙酮酸是 3-磷酸甘油醛脱氢酶抑制剂，尽管缺乏特异性，并具有烷化作用，但 3-溴丙酮酸在体内具有强大的抗肿瘤效应。另外，癌细胞的氨基酸和脂肪代谢也存在一定程度的异常改变，其中谷氨酰胺与癌细胞的代谢密切相关。

（二）减少葡萄糖供给，促进葡萄糖有氧氧化，抑制糖酵解

对于强烈依赖葡萄糖生存和生长的大多数肿瘤而言，降低葡萄糖供给并降低葡萄糖利用度可以影响有氧糖酵解和磷酸戊糖途径，这是多数类型肿瘤存活和增殖所必需的关键代谢途径。许多实验都证明无葡萄糖或低葡萄糖条件下，肿瘤细胞的生长得到显著抑制。因此，减少葡萄糖供给成为荷瘤患者的重要治疗原则。

肿瘤细胞在氧供充足的情况下也进行活跃的糖酵解，因此，抑制糖酵解、促进有氧氧化成为肿瘤代谢调节治疗的重要手段。

（三）脂肪代谢调节

肿瘤患者脂肪代谢的主要特征是血浆脂蛋白、甘油三酯和胆固醇升高，外源性脂肪利用下降，脂肪动员增加。肿瘤细胞则主要表现为脂肪酸从头合成、磷脂和胆固醇合成增强。调节肿瘤宿主及肿瘤细胞的脂肪代谢也可能具有治疗肿瘤的作用。

对于肿瘤患者目前较为推荐高脂肪低碳水化合物饮食，葡萄糖/脂肪比例可以达到 50%∶50%，甚至脂肪比例更高。与高糖配方相比，高脂肪配方不仅降低血糖浓度，而且显著减少了感染风险。据研究资料报道，高脂肪的生酮饮食，可以有效治疗恶性脑胶质瘤动物、多形性胶质母细胞瘤患者。与单纯放疗相比，放疗加生酮饮食疗效更加显著。高脂低糖配方被认为可以选择性饥饿肿瘤细胞，而不影响正常细胞。

（四）蛋白质代谢调节

肿瘤患者蛋白质代谢的主要特点是骨骼肌不断降解、体重下降、内脏蛋白消耗和低蛋白血症。肿瘤细胞蛋白质合成强劲，一些氨基酸的摄取和代谢增加，包括谷氨酰胺摄取和分解代谢加强，蛋氨酸依赖性增强，支链氨基酸摄取和氧化分解增加，精氨酸需求增加而再合成能力下降等。

肿瘤患者具有明显的蛋白质丢失，因此需要增加蛋白质供给。日常饮食供给不足时，可口服营养剂补充，口服营养剂补充仍然不足时，由静脉补充。一些动物研究发现，高蛋白质配方喂养动物，体重增加，肿瘤体积缩小，生存时间延长，与普通配方相比有显著差异。

六、肿瘤代谢生物学研究

随着对肿瘤代谢特点更深层的认识，肿瘤代谢生物学研究成为令人瞩目的领域，研究者们试图从代谢的角度去揭示肿瘤的起源、肿瘤的发生发展机制，并寻找肿瘤治疗的新靶点及临床新方法。以下列举了一些近年来肿瘤代谢的研究方向和实例。

（1）代谢组学方法揭示肿瘤代谢异常的分子机制。例如，研究人员使用代谢组学等方法发现肝癌细胞中支链氨基酸（BCAA）的分解代谢存在显著异常。参与支链氨基酸分解代谢关键途径的支链 α-酮酸脱氢酶复合物、酰基辅酶 A 脱氢的酶活性均显著降低，支链氨基酸无法正常被分解，会在肿瘤细胞中积累，并进一步影响患者的预后。

（2）肠道菌群代谢与肿瘤的关系。有研究显示，肠道菌群的结构性变化可能导致致癌微环境的变化。

（3）肿瘤代谢与细胞外基质的关系。例如，有研究发现细胞外基质可以通过调节细胞的糖代谢来影响癌症转移。

（4）免疫细胞代谢和肿瘤免疫治疗。例如，肿瘤免疫逃逸相关的代谢途径的揭示。

（5）靶向肿瘤代谢异常抗肿瘤新药研发。例如，靶向异柠檬酸脱氢酶（IDH）突变的抑制剂已经分别于 2017 年和 2019 年被美国 FDA 批准用于携带 IDH2 和 IDH1 突变的急性髓性白血病治疗。

（6）肿瘤代谢调节治疗等。

第二节　从代谢角度看细胞衰老和死亡

一、细胞的寿命

细胞是生命活动的基本单位，大多数细胞都要经历增殖、分化、衰老直至死亡的过程。细胞寿命与其增殖能力和分化程度密切相关。从寿命长短角度，人体细胞可分为 3 类。

（一）永久组织细胞

此类细胞具有特殊的结构和功能，细胞停止分裂，高度分化。主要包括心肌、骨骼肌、骨、肾上腺髓质、肾髓质和神经细胞等。

（二）稳定组织细胞

在生理情况下此类细胞增殖现象不明显，似乎在细胞增殖周期的静止期（G_0），当受到组织损伤刺激时，则进入 DNA 合成前期（G_1），表现出较强的再生能力。这些细胞主要包括皮肤结缔组织、呼吸道上皮、肾上腺皮质、肾皮质、唾腺细胞、胰腺及胰岛、胃壁和肝细胞。

（三）不稳定细胞

这类细胞总在不断地增殖，以代替衰亡或破坏的细胞，如表皮细胞、呼吸道和消化道黏膜细胞、男性及女性生殖器官管腔的被覆细胞、淋巴及造血细胞、间皮细胞等。这些细胞的再生能力强，不同组织的更新速度不同，如小肠绒毛上皮的生命周期为 2～5 天，表皮细胞为 1～2 个月。

二、细胞衰老

（一）细胞衰老的定义

细胞衰老是指细胞在执行生命活动过程中，随着时间的推移，细胞增殖分化能力和生理功能逐渐发生衰退的变化过程。细胞的生命历程都要经过未分化、分化、生长、成熟、衰老和死亡几个阶段。衰老死亡的细胞被机体的免疫系统清除，同时新生的细胞也不断从相应的组织器官中生成，以弥补衰老死亡的细胞。细胞衰老死亡与新生细胞生长的动态平衡是维持机体正常生命活动的基础。Hayflick 首先描述了细胞衰老，他观察到人类胎儿成纤维细胞最终会停止分裂，但在长时间培养后仍然具有活力和代谢活性。

Wright 和 Hayflick 通过实验显示：当年轻的细胞质体与年老的完整细胞融合时，得到的杂种细胞不能分裂；而年老的细胞质体与年轻的完整细胞融合时，杂种细胞的分裂能力与年轻细胞几乎相同。这个实验提示我们细胞核在细胞衰老表现中起重要作用。

细胞分裂次数有限制吗？正常的人体细胞在体外培养时，不能无限增殖，其分裂次数存在一个极限值,此值称为 Hayflick 极限(Hayflick limit),也称为最大分裂次数。1961 年,Hayflick 体外培养人成纤维细胞时发现此现象。例如,来自海龟的成纤维细胞体外培养可分裂 90～125 次,来自人的成纤维细胞体外培养可分裂 40～60 次,来自小鼠的成纤维细胞体外培养可分裂 14～28 次。

(二)细胞衰老的特征

衰老细胞在形态学、生化代谢及功能等方面具备以下一些特征:

(1)细胞内水分减少,致使细胞脱水收缩,体积变小。

(2)细胞色素颗粒沉积增多,如脂褐素,也称老年色素,在光学电子显微镜下观察呈黄褐色的圆形或椭圆形颗粒。脂褐素在细胞质中沉积随老年化过程而增加,在肝细胞、肌细胞和神经细胞中的积聚更为明显。

(3)细胞器的衰老变化。

1)细胞膜的流动性降低,磷脂含量降低,胆固醇和磷脂的比值上升,卵磷脂和鞘磷脂比例降低,膜蛋白运动及功能受限,细胞的兴奋性降低。

2)线粒体的数量减少,线粒体结构发生改变,嵴排列紊乱,内膜通透性增强。线粒体功能发生障碍,细胞能量代谢降低。

3)高尔基复合体的分泌功能与囊泡运输功能下降。溶酶体酶衰老相关蛋白 β-半乳糖苷酶活性提高,溶酶体内其他蛋白水解酶活性降低。内质网数量减少。

4)细胞核体积增大,核膜内折。异染色质异常凝集,呈点状聚集。

5)细胞骨架改变,微丝结构和成分发生变化,肌动蛋白含量下降,微丝数量减少。

(4)化学组成与生化反应改变,蛋白质合成的速度下降。细胞内酶的活性与含量改变,如老年神经细胞内单氨氧化酶升高,超氧化物歧化酶(SOD)活性下降,硫胺素焦磷酸酶的活性下降。

(5)细胞周期停滞,细胞丧失增殖能力,但仍具有代谢活性。

(三)细胞衰老的机制

7-2　体外培养的人成纤维细胞

细胞衰老是细胞应对各种刺激因素产生的一种应答机制,通过这种机制,机体可以去除功能受损的细胞,防止受损细胞向恶性增殖方向发展。衰老通常由损伤性刺激引起,包括端粒缩短、DNA 损伤和致癌信号转导等。

1.氧自由基学说

氧自由基学说认为,细胞衰老是机体代谢产生的氧自由基对细胞损伤的积累。在正常情况下,细胞会利用自身区室化使产生的自由基物质与细胞其他组分分开,如线粒体;或利用机体内存在的自由基清除系统清除,如超氧化物歧化酶、过氧化氢酶等。此外,机体内还存在着抗氧化分子,如维生素 E 和维生素 C 等。但随着各种氧化产物的不断增加,细胞清除能力下降,自由基积累,细胞产生应答反应造成损伤,从而促进细胞衰老。

2. 端粒缩短或破坏引发复制性细胞衰老

人类正常体细胞端粒较短,随着 DNA 复制,部分端粒序列丢失、长度缩短,当缩短到一定长度时,引发 DNA 损伤应答反应,激活 p53 通路,导致持久的细胞周期停滞,进入衰老过程。这种因在细胞分裂过程中反复的 DNA 复制所造成的端粒缩短引发的细胞衰老,称作复制性细胞衰老,是一种有效地抑制肿瘤发生的机制。

3.DNA 损伤诱导衰老

外界环境和生物体内部的因素均可导致 DNA 分子损伤或改变。细胞具有 DNA 损伤应答机制,可激活 ATM/ATR-H2AX-MDC1-53BP1 等通路,进行 DNA 损伤修复,并使 H2AX、53BP1 等蛋白聚集到 DNA 损伤位点,形成衰老相关的 DNA 损伤聚集点,最终通过激活p53/p21和 p16/pRb 等信号通路诱导细胞周期停滞而衰老。

4.癌基因诱导衰老

癌基因的过表达或抑癌基因的失活可诱导细胞衰老,如 Ras 基因长期活化,细胞会出现衰老表型;肿瘤抑制因子 PTEN 的丢失同样可触发衰老。在出现致癌信号转导的细胞中发生的衰老,是一种防止其转化为恶性细胞的应答。

(四)衰老研究的重要性

细胞衰老和机体衰老是两个不同的概念,但两者有密切关系,机体衰老的基础是构成机体的细胞在整体、系统或器官水平的衰老。

正常生命活动中细胞衰老死亡与新生细胞生长更替是新陈代谢的自然规律,可以避免组织结构功能退化和衰老细胞的堆积,使机体延缓整体衰老。如不同种类细胞的更新,成熟粒细胞的寿命仅为十几小时,红细胞的寿命约为 4 个月,胃肠道的上皮细胞每周需要更新 1 次,胰腺上皮细胞的更新约需要 50 天,而皮肤表皮细胞的更新则需要 1～2 个月。但随着年龄的增加,机体逐渐表现为整体衰老现象,此时机体内衰老细胞的产生速度增加,而清除衰老细胞的能力下降,机体内干细胞的数量和增殖能力也降低。机体衰老常与许多老年性疾病关系紧密,如心血管疾病、恶性肿瘤、糖尿病、自身免疫疾病和老年性痴呆等。

衰老研究是否有意义? 当前,人们对衰老生物学机制的认识尚浅,无论是生理性衰老,还是病理性衰老。阐明衰老和老化的机制对于理解、预防和治疗人类年龄相关疾病具有重要意义。啮齿类动物模型的研究显示,在体内选择性清除衰老细胞可减少炎症,增强免疫系统功能,从而延迟年龄相关疾病的进展,提高健康水平和延长寿命。据报道,2050 年全球 60 岁以上老年人达到 20 亿人,为总人口的 20%～30%。人口老化进程加快和人口寿命普遍提高的趋势,使得保障老年人健康和较高的生活质量成为社会科学和生命科学共同关注的重大问题。因此,开展衰老生物学和延缓衰老的研究具有重要的科学意义和社会价值。

(五)衰老的主要研究方法

衰老生物学的研究离不开细胞模型和模式生物。常用的细胞模型有人皮肤成纤维细胞、人胚肺细胞等,常用的模式生物有酵母、果蝇、线虫和小鼠等。例如早老性综合征小鼠模型已被用于研究过早老化和衰老的机制。衰老加速小鼠用于研究学习和记忆缺陷、骨质疏松症和淋巴瘤等病理生物学表型。主要的抗衰老的策略包括热量限制、抗氧化、靶向免疫和抗炎症等。

目前,衰老研究常用的检测参数如下:

(1)细胞有限分裂代数;

(2)细胞增殖相关参数;

(3)衰老相关蛋白 β-半乳糖苷酶染色;

(4)p21 和 p16 等衰老相关基因表达;

(5)DNA 修复能力测定;

(6)细胞核染色质形态;

(7)端粒长度测定;

(8)氧化应激水平和抗氧化酶活性测定等。

三、细胞死亡

细胞死亡是正常细胞生命周期的最终归宿,与细胞再生一样,细胞死亡是组织更新必不可少的环节。细胞死亡主要有两种方式:细胞坏死和细胞凋亡(图7-2)。

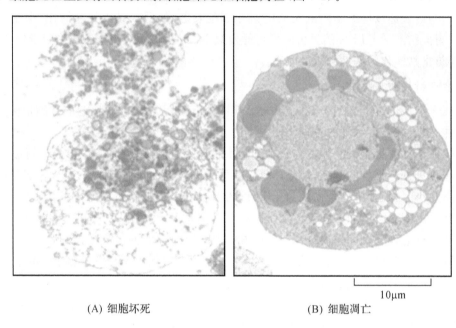

（A）细胞坏死   （B）细胞凋亡

图 7-2   细胞坏死与细胞凋亡的比较

（一）细胞坏死

细胞坏死(necrosis)是指细胞受到物理、化学等环境因素的影响,如机械损伤、毒物、微生物、辐射等,引起细胞死亡的病理过程。细胞坏死的基本特点是:细胞膜和核被膜破裂,细胞骨架和核纤层解体,细胞质溢出,引起局部炎症反应。细胞坏死是一种被动死亡。

（二）细胞凋亡

细胞凋亡(apoptosis),又称为程序性细胞死亡,是指细胞受特定的细胞内外信号的诱导,细胞内部死亡途径被激活,在有关基因的调控下逐步发生死亡。细胞凋亡是细胞的主动死亡,是细胞主动发生的,由基因控制的自我消亡过程,该过程需要消耗能量。细胞凋亡的主要特征是细胞变圆,染色质凝聚分块,胞质皱缩,之后整个细胞通过发芽、起泡等方式形成一些球形突起,并在其基部绞断脱落形成大小不等的内含细胞质、细胞器及核碎片的凋亡小体,最后被周围细胞所吞

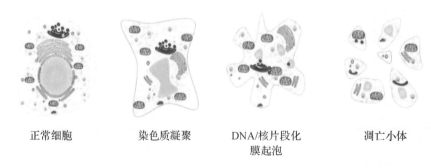

正常细胞   染色质凝聚   DNA/核片段化   凋亡小体
                                      膜起泡

图 7-3   细胞凋亡过程示意

噬(图 7-3)。凋亡后期会发生细胞核 DNA 降解,降解后产生的 DNA 片段为 180～200bp 的整倍数,因此在琼脂糖凝胶上表现为凋亡特征性"梯形"电泳。细胞凋亡是为更好地适应生存环境而主动争取的一种死亡过程。

(三)凋亡代谢的意义

细胞凋亡作为细胞的主动死亡是机体的一种基本生理机制,并贯穿机体整个生命活动过程,在维持机体细胞数量平衡、维护组织更新和个体生长发育等方面具有重要意义。首先,在个体发育和组织稳态的维持中,细胞凋亡与幼体器官的缩小、退化及组织细胞数量的调节有关,如蝌蚪尾巴的消失、神经细胞数量的调节、管腔结构的形成、指趾和视网膜的发育等。其次,在成熟个体中,细胞凋亡与组织细胞的自然更新、清除衰老细胞有关,如每小时约有 10 亿个骨髓和肠道上皮细胞凋亡。另外,凋亡与清除对机体有害的细胞有关,如清除受损的、有癌前病变或受病毒等感染的细胞等。

(四)细胞凋亡研究的意义

细胞凋亡是一个多基因严格控制的复杂过程。与凋亡相关的基因有 *Bcl-2* 家族、*caspase* 家族、癌基因(如 *C-myc*)、抑癌基因(如 *p53*)等,它们在种属间非常保守。目前,科研人员对多种细胞凋亡的过程有了一些认识,但是其确切机制尚需进一步研究。而凋亡过程的紊乱可能与许多疾病的发生有直接或间接的关系,例如,凋亡过多与神经系统退化症有关,凋亡受阻与肿瘤的发生有关等。在细胞凋亡过程中,细胞内各类物质和能量代谢都在发生有序变化,凋亡紊乱伴随程序性代谢缺陷。凋亡代谢的研究有助于凋亡机制的揭示、各类与凋亡紊乱有关疾病的诊断及治疗靶点和过程的研发。

了解一下

中国国家重点研发计划

国家重点研发计划由原来的国家重点基础研究发展计划("973"计划)、国家高技术研究发展计划("863"计划)、国家科技支撑计划、国际科技合作与交流专项、产业技术研究与开发基金和公益性行业科研专项等整合而成,按照基础前沿、重大共性关键技术到应用示范进行全链条设计,一体化组织实施。该计划根据国民经济与社会发展的重大需求和科技发展优先领域,凝练设立一批重点专项,瞄准国民经济和社会发展各主要领域的重大、核心、关键科技问题,组织产学研优势力量协同攻关,提出整体解决方案。例如,"干细胞研究与器官修复""绿色生物制造""前沿生物技术""主动健康和人口老龄化科技应对""常见多发病防治研究"等重点专项均列入 2022 年国家重点研发计划之中。

【课后作业】
1.代谢异常的细胞会造成什么后果并走向何方?
2.衰老研究有什么个体及社会意义?

第八章 | 现代健康新认识

课前思考题

1. 一个四肢健全、体格强壮的人是否就是"健康人"?
2. 健康的影响因素有哪些?
3. 代谢对健康的影响主要体现在哪些方面?

重要知识点

1. 健康的含义。
2. 影响健康的因素。
3. 健康生活方式探索。
4. 健康中国战略。

8-1 PPT

第一节 健康的含义

随着经济社会的发展和医学的进步,人类的平均寿命在不断延长,对健康的需求和认知也在发生变化。如今人们谈到健康已不仅仅是"疾病"的反义词,已经开始从生物、心理、社会和道德等诸多方面来全面认识健康,对健康有了更深层次的定位,健康已成为社会服务的一项重要内容。习近平总书记在党的十九大报告中提出:"实施健康中国战略。人民健康是民族昌盛和国家富强的重要标志。要完善国民健康政策,为人民群众提供全方位全周期健康服务……坚持预防为主,深入开展爱国卫生运动,倡导健康文明生活方式,预防控制重大疾病。"新的健康观不仅把健康作为人的基本权利,而且也是社会进步的重要标志。

怎样才算健康呢?《黄帝内经》提到一个健康的人必须在天时、人事、精神方面保持适当的和有层次的协调。1948 年,《世界卫生组织宪章》指出:健康不仅是没有疾病和不虚弱,而且是身体、心理和社会功能的完满状态。1990 年,世界卫生组织对健康有了新的阐述,认为健康是在躯体健康、心理健康、社会适应良好和道德健康四个方面皆健全。这里的健康包含了四层含义:一是身体健康,指人体结构完整、生理功能正常。二是心理健康,指具有同情心、责任心、自信心、爱心、情绪稳定、热爱生活、善于交往、有自控能力等健康的心理过程。三是社会适应良好,能适应当时社会环境变化。四是道德健康,不违背社会道德,为人正直、心地善良、淡泊坦荡、无私奉献等。只有以上四个方面都健全,才能算是完全健康的人。

第二节　健康的影响因素

世界卫生组织认为影响健康的四大基本因素包括父母遗传(占 15%)、环境因素(占 17%,其中社会环境占 10%,自然环境占 7%)、医疗条件(占 8%)和个人生活方式(占 60%)。其中父母遗传及环境因素属个人不可控因素,而医疗及个人生活方式属可控因素。在这可控因素的 68%中,个人生活方式占 60%,相当于可控因素的 88%,可以说健康与生活方式密切相关,很大程度掌握在每个人自己的手中。

现代人类的健康状况又如何呢?据世界卫生组织的一项调查表明,现在真正健康的人数约占总人数的 15%,而真正被医生确诊患有疾病的也占 15%左右,还有 70%的人处于亚健康状态。肥胖、糖尿病、心脑血管疾病等慢性代谢性疾病的发生率在不断上升。而这些代谢性慢性病形成的原因中,个人的生活方式因素占很大份额。以下行为,被认为与一些常见慢性病的形成和发展有关:

(1)容易发生心脑血管病的行为习惯:如易生气、好激动、对人追求完美等。有这类行为的人体液中儿茶酚胺含量较一般人高,它可引起血压高、心脑血管硬化、冠心病、心肌梗死等。

(2)易患肿瘤的行为:如克制压抑的性格、好生闷气、有孤独感或失助感等。此类行为易导致免疫力降低。

(3)致胖行为:饮食结构不合理,摄入热量高,消耗少,运动少;紧张时以多吃饭来补偿。肥胖的人易发生高血压、冠心病、脑血管病、高血脂、动脉硬化、气道阻塞综合征、糖尿病等。

(4)高盐行为:2022 版《中国居民平衡膳食指南》建议成年人每日食盐摄入量应在 5g 以下,超过此标准均为高盐饮食行为。高盐饮食易导致高血压,引起脑卒中发生。

(5)吸烟行为:吸烟与很多种疾病有关,如肺癌、心脑血管疾病等。

(6)酗酒行为:脑、肝是人体内代谢最旺盛的器官,酒精对其危害极大。慢性酒精中毒可导致心理、行为严重异常,还可产生脂肪肝、肝硬化、肝癌等。

不健康的生活方式,使人体代谢功能发生紊乱,出现肥胖、未老先衰、免疫力下降等现象,甚至引起糖尿病、高血脂、肿瘤和心脑血管疾病等。健康的生活方式在预防多种慢性病和亚健康状况,以及治疗各种疾病中起到重要的作用。

第三节　代谢均衡在健康中的重要性

发病率不断上升的代谢性疾病,如肥胖、高血脂、脂肪肝、糖尿病、肿瘤和心脑血管疾病等,一方面大大影响了现代人的健康状况,另一方面给社会带来了极重的负担。代谢及代谢相关疾病知识仍需要宣传普及,此类疾病从某种程度上可以通过生活方式的改变来预防和辅助治疗。有关这方面的机制研究和药物研发在现代和未来医学中也是关注的重点。

糖、脂、蛋白质和核酸是生命活动的四大基本物质,它们既是营养物质,也是机体的能量提供者,在代谢过程中互相联系、彼此相通。此外,机体内还有维生素、矿物质和激素等其他重要物质。在正常机体中物质代谢和能量代谢处于一种平衡状态。而当某种物质或能量代谢发生异常时,会引发其他物质或能量代谢发生改变,进而趋于不正常的代谢平衡状态。将不正常的代谢平衡重新转化为正常的代谢平衡,是建立人体代谢健康的重要环节。有关代谢性疾病和健康的关系,人类仍处在科学探索的道路上。

第四节 探索健康生活方式

良好的生活方式有助于建立人体正常的代谢平衡,预防疾病的发生发展。1992年,世界卫生大会发布的《维多利亚宣言》提出了"人类健康四大基石"——合理饮食、适量运动、戒烟限酒、心理平衡。这四大基石构成了当下人类健康生活方式的要点。

美国通过实施"四大基石",大大降低了脑卒中、高血压、糖尿病和肿瘤发病率。美国疾病预防控制中心1996年报告,健康"四大基石"使美国人的人均寿命延长10年。现代医学研究已表明,采取健康的生活方式,可减少高血压发病率,对高血压的早期和各期患者的规律治疗有益,并减少高血压的严重并发症,也就是说,相当比例的代谢性疾病是可以通过健康的生活方式来预防和控制的。

什么样的生活方式是合理健康的呢?仍处于探索——认识——再认识的过程中,需要对各类疾病的发生发展机制及人体健康运动、饮食和营养等机制进行深入研究和实践探索。

NEWSTART项目是美国加利福尼亚州北部威玛研究所(Weimar Institute)于1997年创立的一个很有代表性的生活方式项目。该项目认为健康的生活方式包括以下几方面:

- 营养(nutrition,N):在日常生活中均衡营养,食物多样化,多吃粗粮、杂粮,多吃新鲜水果,多吃蔬菜,少油、低盐、低糖,注意总热量,坚持吃早餐。
- 锻炼(exercise,E):坚持适量运动,每天活动消耗300~500kcal能量。
- 水(water,W):每天喝足够的水(1500ml)以上,喝清洁的水,利用冷热水来治疗某些不适。
- 阳光(sunshine,S):多在户外活动,接受自然阳光的照射(防止暴晒)。
- 节制(temperance,T):节制欲望,节制不良嗜好,不吸烟,不饮酒。
- 空气(air,A):多到大自然中去呼吸新鲜空气,注意不时地深呼吸以增加氧气的摄入。
- 休息(rest,R):劳逸结合,建立良好的休息习惯,保证有规律的睡眠。
- 信念(trust,T):相信科学的指导,树立信心,保持对人生的乐观态度和平和心态。

第五节 健康中国战略

自新中国成立以来,中国的人均寿命已从35岁上升到2018年的77岁,国人健康状况有了巨大改善,这展示了中国经济水平的巨大提高和医疗水平的巨大进步,也凝聚了国民的集体努力。健康已成为一个国家实力的象征,"健康中国"已上升为国家战略。2016年,习近平总书记在全国卫生与健康大会上强调,没有全民健康,就没有全面小康。2016年10月25日,中共中央、国务院印发了《"健康中国2030"规划纲要》,明确提出推进健康中国建设,从"五位一体"总体布局和"四个全面"战略布局出发,对当前和今后一个时期更好保障人民健康作出了制度性安排。同时,这也是我国积极参与全球健康治理、履行我国对联合国"2030可持续发展议程"承诺的重要举措。2019年7月,国务院提出了健康中国行动意见,并提出了"路线图"和"施工图"。

由此可见,个人健康和全民健康将成为人类的共同需求和目标,健康行动必将影响到每个人的健康理念、心理活动和生活行为。而生命科学、医学、药学、心理健康、运动医学和营养学等多领域的发展,将帮助人们更科学地树立健康观念,并去履行健康行动。

附 健康中国行动推进委员会解读的健康中国行动主要任务
(2019 年 7 月)

(一)全方位干预健康影响因素

1. 实施健康知识普及行动

主要措施:面向家庭和个人普及预防疾病、早期发现、紧急救援、及时就医、合理用药等维护健康的知识与技能。

建立并完善健康科普专家库和资源库,构建健康科普知识发布和传播机制。

强化医疗卫生机构和医务人员开展健康促进与教育的激励机制。

鼓励各级电台、电视台和其他媒体开办优质健康科普节目。

主要目标:到 2022 年和 2030 年,全国居民健康素养水平分别不低于 22% 和 30%。

2. 实施合理膳食行动

主要措施:针对一般人群、特定人群和家庭,聚焦食堂、餐厅等场所,加强营养和膳食指导。

鼓励全社会参与减盐、减油、减糖,研究完善盐、油、糖包装标准。

修订预包装食品营养标签通则,推进食品营养标准体系建设。

实施贫困地区重点人群营养干预。

主要目标:到 2022 年和 2030 年,成人肥胖增长率持续减缓,5 岁以下儿童生长迟缓率分别低于 7% 和 5%。

3. 实施全民健身行动

主要措施:为不同人群提供针对性的运动健身方案或运动指导服务。

努力打造百姓身边健身组织和"15 分钟健身圈"。

推进公共体育设施免费或低收费开放。

推动形成体医结合的疾病管理和健康服务模式。

把高校学生体质健康状况纳入对高校的考核评价。

主要目标:到 2022 年和 2030 年,城乡居民达到《国民体质测定标准》,合格以上的人数比例分别不少于 90.86% 和 92.17%,经常参加体育锻炼人数比例达到 37% 及以上和 40% 及以上。

4. 实施控烟行动

主要措施:推动个人和家庭充分了解吸烟和二手烟暴露的严重危害。

鼓励领导干部、医务人员和教师发挥控烟引领作用。

把各级党政机关建设成无烟机关。

研究利用税收、价格调节等综合手段,提高控烟成效。

完善卷烟包装烟草危害警示内容和形式。

主要目标：到 2022 年和 2030 年，无烟法规保护的人口比例分别达到 30％及以上和 80％及以上。

5.实施心理健康促进行动

主要措施：通过心理健康教育、咨询、治疗、危机干预等方式，引导公众科学缓解压力，正确认识和应对常见精神障碍及心理行为问题。

健全社会心理服务网络，加强心理健康人才培养。

建立精神卫生综合管理机制，完善精神障碍社区康复服务。

主要目标：到 2022 年和 2030 年，居民心理健康素养水平提升到 20％和 30％，心理相关疾病发生的上升趋势减缓。

6.实施健康环境促进行动

主要措施：向公众、家庭、单位（企业）普及环境与健康相关的防护和应对知识。

推进大气、水、土壤污染防治。

推进健康城市、健康村镇建设。

建立环境与健康的调查、监测和风险评估制度。

采取有效措施预防控制环境污染相关疾病、道路交通伤害、消费品质量安全事故等。

主要目标：到 2022 年和 2030 年，居民饮用水水质达标情况明显改善，并持续改善。

（二）维护生命周期健康

7.实施妇幼健康促进行动

主要措施：针对婚前、孕前、孕期、儿童等阶段特点，积极引导家庭科学孕育和养育健康新生命，健全出生缺陷防治体系。

加强儿童早期发展服务，完善婴幼儿照护服务和残疾儿童康复救助制度。

促进生殖健康，推进农村妇女宫颈癌和乳腺癌检查。

主要目标：到 2022 年和 2030 年，婴儿死亡率分别控制在 7.5‰及以下和 5‰及以下，孕产妇死亡率分别下降到 18/10 万及以下和 12/10 万及以下。

8.实施中小学健康促进行动

主要措施：动员家庭、学校和社会共同维护中小学生身心健康。

引导学生从小养成健康生活习惯，锻炼健康体魄，预防近视、肥胖等疾病。

中小学校按规定开齐开足体育与健康课程。

把学生体质健康状况纳入对学校的绩效考核，结合学生年龄特点，以多种方式对学生健康知识进行考试考查，将体育纳入高中学业水平测试。

主要目标：到 2022 年和 2030 年，国家学生体质健康标准达标优良率分别达到 50％及以上和 60％及以上，全国儿童青少年总体近视率力争每年降低 0.5 个百分点以上，新发近视率明显下降。

9.实施职业健康保护行动

主要措施：针对不同职业人群，倡导健康工作方式，落实用人单位主体责任和政府监管责任，预防和控制职业病危害。

主要完善职业病防治法规标准措施体系。

鼓励用人单位开展职工健康管理。

加强尘肺病等职业病救治保障。

主要目标：到 2022 年和 2030 年，接尘工龄不足 5 年的劳动者新发尘肺报告例数占年度报告总例数的比例明显下降，并持续下降。

10. 实施老年健康促进行动

主要措施：面向老年人普及膳食营养、体育锻炼、定期体检、健康管理、心理健康以及合理用药等知识。

健全老年健康服务体系，完善居家和社区养老政策，推进医养结合，探索长期护理保险制度，打造老年宜居环境，实现健康老龄化。

主要目标：到 2022 年和 2030 年，65 至 74 岁老年人失能发生率有所下降，65 岁及以上人群老年痴呆患病率增速下降。

(三)防范重大疾病

11. 实施心脑血管疾病防治行动

主要措施：引导居民学习掌握心肺复苏等自救互救知识技能。

对高危人群和患者开展生活方式指导。

全面落实 35 岁以上人群首诊测血压制度，加强高血压、高血糖、血脂异常的规范管理。

提高院前急救、静脉溶栓、动脉取栓等应急处置能力。

主要目标：到 2022 年和 2030 年，心脑血管疾病死亡率分别下降到 209.7/10 万及以下和 190.7/10 万及以下。

12. 实施癌症防治行动

主要措施：倡导积极预防癌症，推进早筛查、早诊断、早治疗，降低癌症发病率和死亡率，提高患者生存质量。

有序扩大癌症筛查范围。

推广应用常见癌症诊疗规范。

提升中西部地区及基层癌症诊疗能力。

加强癌症防治科技攻关。

加快临床急需药物审评审批。

主要目标：到 2022 年和 2030 年，总体癌症 5 年生存率分别不低于 43.3％和 46.6％。

13. 实施慢性呼吸系统疾病防治行动

主要措施：引导重点人群早期发现疾病，控制危险因素，预防疾病发生发展。

探索高危人群首诊测量肺功能、40 岁及以上人群体检检测肺功能。

加强慢性阻塞性肺部疾病患者健康管理，提高基层医疗卫生机构肺功能检查能力。

主要目标：到 2022 年和 2030 年，70 岁及以下人群慢性呼吸系统疾病死亡率下降到 9/10 万及以下和 8.1/10 万及以下。

14. 实施糖尿病防治行动

主要措施：提示居民关注血糖水平，引导糖尿病前期人群科学降低发病风险，指导糖尿病患者加强健康管理,延迟或预防糖尿病的发生发展。

加强对糖尿病患者和高危人群的健康管理,促进基层糖尿病及并发症筛查标准化和诊疗规范化。

主要目标: 到 2022 年和 2030 年,糖尿病患者规范管理率分别达到 60% 及以上和 70% 及以上。

15. 实施传染病及地方病防控行动

主要措施: 引导居民提高自我防范意识,讲究个人卫生,预防疾病。

充分认识疫苗对预防疾病的重要作用。

倡导高危人群在流感流行季节前接种流感疫苗。

加强艾滋病、病毒性肝炎、结核病等重大传染病防控,努力控制和降低传染病流行水平。

强化寄生虫病、饮水型燃煤型氟砷中毒、大骨节病、氟骨症等地方病防治,控制和消除重点地方病。

主要目标: 到 2022 年和 2030 年,以乡(镇、街道)为单位,适龄儿童免疫规划疫苗接种率保持在 90% 以上。

【课后作业】

1. 设计制作调查问卷,对大学生生活习惯(包括睡眠、食物摄入、运动、饮水等)及亚健康情况进行调查。

2. 大学生如何参与"健康中国行动"?

第二篇

实验部分

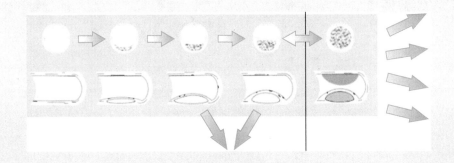

实践实验,是解析代谢过程和自身代谢奥秘的重要途径……

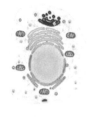 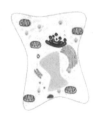 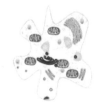

实验一 | 人体成分与肥胖分析

一、人体 BMI 计算

1. 实验目的

学习人体体重指数(body mass index,BMI)的计算方法,获得个体 BMI;通过 BMI、腰围、腰臀比综合评估自身肥胖状态。

2. 实验原理

①体重指数:体重指数(BMI)是衡量成人是否超重和肥胖最常用的指标,是世界公认的一种评定肥胖程度的分级方法。体重指数(BMI)=体重(kg)÷身高(m)÷身高(m)。例如,身高 1.75m,体重 70kg 的成人,BMI 数值为 $70kg÷(1.75m×1.75m)=22.86kg/m^2$。

世界卫生组织(WHO)将"超重"界定为 $BMI≥25kg/m^2$,将"肥胖"界定为 $BMI≥30kg/m^2$。此外,BMI 低于 $18.5kg/m^2$ 为过轻,BMI 高于 $32kg/m^2$ 为非常肥胖。

因为同样的体重指数中国人的脂肪含量高于白种人,所以中国人的肥胖判断标准更为严格。目前,《中国成人超重和肥胖症预防与控制指南》规定将肥胖指标调整为:$BMI≥24kg/m^2$ 为超重,$BMI≥28kg/m^2$ 为肥胖。

②腰围——测量腹部脂肪:腰围是诊断腹型肥胖的简易指标。腹型肥胖是指脂肪主要沉积在腹腔内脏,又称中心型肥胖或苹果型肥胖,日常所见的"将军肚"即为此种肥胖。东亚人多腹型肥胖。

2016 年美国临床内分泌医师学会/美国内分泌学会(AACE/ACE)发布的《肥胖患者综合管理临床实践指南》(简称《2016 肥胖指南》)指出,东亚、东南亚和南亚地区的男性腰围大于 85cm、女性腰围大于 80cm 即可考虑腹型肥胖。

③腰臀比:腰臀比是腰围和臀围的比值,也是判定中心型肥胖的重要指标,又是评价体型是否匀称的重要指标。正常范围男性 0.85~0.95,女性 0.7~0.8,肥胖者低于标准则表现为梨形肥胖,高于标准则表现为苹果型肥胖。

3. 实验器材

体重仪、米尺。

4. 实验步骤

①称取个人体重,测量个人身高,根据计算公式计算出个人的 BMI。

②用米尺测量个人的腰围，并记录。

③用米尺测量个人臀围，计算腰臀比，并记录。

二、体脂百分比测量

1. 实验目的

学习用卡尺法测量体脂百分比，并获得个人体脂百分比；根据体脂百分比，对自身的肥胖状态进行评估。

2. 实验原理

体脂百分比指的是人体内脂肪重量在人体总体重中所占的比例。可以用体脂百分比来衡量肥胖程度。用卡尺法测量体脂。

3. 实验器材

体脂卡尺。

4. 实验步骤

①卡在离捏起部位 1cm 处测量皮脂厚度（图 1-1），测量 3 次，求平均值。注意用固定的压力测量所有的点。

②对照表 1-1，查出体脂百分比。

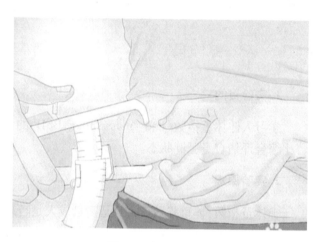

图 1-1　体脂测量

表 1-1　体脂百分比测量对照表

年龄	体脂百分比/%																
	2~3mm	4~5mm	6~7mm	8~9mm	10~11mm	12~13mm	14~15mm	16~17mm	18~19mm	20~21mm	22~23mm	24~25mm	26~27mm	28~29mm	30~31mm	32~33mm	34~36mm
20 岁以下	2.0	3.9	6.2	8.5	10.5	12.5	14.3	16.0	17.5	18.9	20.2	21.3	22.3	23.1	23.8	24.3	24.9
21~25 岁	2.5	4.9	7.3	9.5	11.6	13.6	15.4	17.0	18.6	20.0	21.1	22.3	23.3	24.2	24.9	25.4	25.8
26~30 岁	3.5	6.0	8.4	10.6	12.7	14.6	16.4	18.1	19.6	21.0	22.3	23.4	24.4	25.5	25.9	26.5	26.9
31~35 岁	4.5	7.7	9.4	11.7	13.7	15.7	17.5	19.2	20.7	22.1	23.4	24.5	25.5	26.3	27.0	27.5	28.0
36~40 岁	5.6	8.1	10.5	12.7	14.8	16.8	18.6	20.2	21.8	23.2	24.4	25.6	26.5	27.4	28.1	28.6	29.0
41~45 岁	6.7	9.2	11.5	13.8	15.9	17.8	19.6	21.3	22.8	24.7	25.5	26.6	27.6	28.4	29.1	29.7	30.1
46~50 岁	7.7	10.2	12.6	14.8	16.9	18.9	20.7	22.4	23.9	25.3	26.6	27.7	28.7	29.5	30.2	30.7	32.3
51~55 岁	8.8	11.3	13.7	15.9	18.0	20.0	21.8	23.4	25.0	26.4	27.7	28.7	29.7	30.6	31.2	31.8	32.2
55 岁以上	9.9	12.4	14.7	17.0	19.1	21.0	22.8	24.5	26.0	27.4	28.7	29.8	30.8	31.5	32.3	32.9	33.3
	偏瘦					理想			平均				肥胖				

③根据体脂百分数，对照表 1-2，判断体脂状态。

表 1-2　根据体脂百分比划分身体体脂等级

性别	年龄	体脂百分比/%					
男	≤19 岁	<3	12.0	12.1~17	17.1~22	22.1~27	≥27.1
	20~29 岁	<3	13.0	13.1~18	18.1~23	23.1~28	≥28.1
	30~39 岁	<3	14.0	14.1~19	19.1~24	24.1~29	≥29.1
	40~49 岁	<3	15.0	15.1~20	20.1~25	25.1~30	≥30.1
	≥50 岁	<3	16.0	16.1~21	21.1~26	26.1~31	≥31.1
女	≤19 岁	<12	17.0	17.1~22	22.1~27	27.1~32	≥32.1
	20~29 岁	<12	18.0	18.1~23	23.1~28	28.1~33	≥33.1
	30~39 岁	<12	19.0	19.1~24	24.1~29	29.1~34	≥34.1
	40~49 岁	<12	20.0	20.1~25	25.1~30	30.1~35	≥35.1
	≥50 岁	<12	21.0	21.1~26	26.1~31	31.1~36	≥36.1
身体体脂等级		体脂过少	非常好	很好	正常	体脂多	体脂过多

④对照表 1-3,进行肥胖分级。

表 1-3　肥胖诊断的体脂标准及与疾病的关系

肥胖分级	体脂百分比/%	2 型糖尿病、高血压、心血管疾病发生风险	
		腰围:男≤102cm,女≤88cm	腰围:男>102cm,女>88cm
低体重	<20	—	—
正常体重	20~25	—	—
超重	26~31	有增加趋势	高
轻度肥胖	32~37	高	很高
中度肥胖	38~45	很高	很高
重度肥胖	>45	非常高	非常高

三、我的体重管理

1. 实验目的

了解能量摄入与能量消耗的途径及计算方法;大致评估个人的能量状态,指导体重管理。

2. 实验原理

基础代谢率(basal metabolic rate,BMR)是指一个人在静止不动的情况下,维持生命所需的最低能量消耗,主要用于呼吸、心跳、血液循环、氧气运送、腺体分泌、排泄、维持体温等所需的能量。

基础代谢率计算公式如下:

男:基础代谢率(kcal)=66+13.7×体重(kg)+5×身高(cm)-6.8×年龄

女:基础代谢率(kcal)=655+9.6×体重(kg)+1.7×身高(cm)-4.7×年龄

【举例】　女性,体重 50kg,身高 160cm,年龄 30 岁,求其基础代谢率。

基础代谢率＝655＋9.6×50＋1.7×160－4.7×30

　　　　　＝655＋480＋272－141＝1266(kcal)。

每日摄入的总能量＝所有摄入食物能量之和

总消耗能量＝基础代谢率＋活动消耗的能量＋食物消化吸收中的能耗

3. 实验步骤

①根据基础代谢率计算公式,计算你的基础代谢率。

② 参考表 1-4 或通过网络检索,计算你一天的能量摄入。

表 1-4　食物能量表

谷类单位能量/(kcal/100g)			
白米饭 110	馒头 220	玉米 389	燕麦 470
白面包 300	全麦面包 260	全麦熟食 45	肉酱面 133
燕麦熟食 54	花生酱 594	蛋面 330	

肉类单位能量/(kcal/100g)			
猪肉 580	羊肉 307	牛肉 172	驴肉 81
兔肉 89	猪蹄 307	猪心 133	猪肝 131
猪肺 84	猪肚 90	猪肠 168	猪舌 188
火鸡肉 291	鹅肉 144	鸭肉 136	鹅肝 131
香肠 85	午餐肉 175	火腿 416	鸭舌 20

海鲜类单位能量/(kcal/100g)			
带鱼 139	海螃蟹 82	对虾 90	龙虾 83
鱿鱼 77	海蜇 66	海参 69	鱼翅 337
大黄鱼 78	小黄鱼 99	银鱼 42	虾皮 219
草鱼 110	鲢鱼 69	青鱼 125	鲤鱼 115
鲫鱼 62	泥鳅 117		

蛋类单位能量/(kcal/100g)			
全蛋 160	水煮蛋 160	荷包蛋 160	炒蛋 148
生蛋白 45	生蛋黄 382		

乳类单位能量/(kcal/100g)			
牛奶 61	奶粉 506	奶酪(干酪)1372	乳酪(全脂)62
乳酪(脱脂)55	冰激凌 203	酸奶 72	牛奶布丁 123

甜点类单位能量/(kcal/100g)			
巧克力糖 518	巧克力饼干 476	甜面圈 400	蛋黄派 386
家常蛋糕 366	冰激凌糕 314	菠果派 256	蓝莓派 241
布丁 123	咖啡蛋糕 319		

续表

蔬菜类单位能量/(kcal/100g)			
豌豆尖 223	红薯 140	马铃薯 93	青豆 88
玉米 50	胡萝卜 42	白菜 40	豆苗 40
生菜 40	南瓜 40	冬瓜 40	香菇 28
豆芽菜 28	洋葱 28	豆角 28	荷兰豆 27
菜心 25	油菜 23	菠菜 22	茼蒿 21
包心菜 21	芦笋 21	青椒 20	黄瓜 18
西红柿 18	芹菜 12		
水果类单位能量/(kcal/100g)			
香蕉 91	雪梨 73	荔枝 70	猕猴桃 56
苹果 52	柑橘 51	桃子 48	橙子 47
樱桃 46	葡萄 43	菠萝 41	柚子 41
杏 36	柠檬 35	哈密瓜 34	杧果 32
木瓜 27	西瓜 25		
豆、果仁类单位能量/(kcal/100g)			
榛子仁 2829	核桃仁 1458	杏仁 596	花生仁 583
松子仁 583	白瓜子 566	向日葵子 558	西瓜子 556
开心果仁 520	黑豆 367	黄豆 325	绿豆 320
红豆 310	栗子 212	青豆 118	豆腐 70
食用油单位能量/(kcal/15ml)			
玉米油 120	橄榄油 120	花生油 120	大豆油 120
葵花油 120	猪油 115	奶油 100	人造奶油 100
饮料类单位能量/(kcal/100g)			
巧克力饮料 357	烈酒(40%)226	葡萄汁 183	果酒 136
蔓越橘汁 65	菠萝原汁 56	菠萝汁 48	奶茶 45
柳橙汁 44	啤酒 42	可口可乐 39	雪碧 29
咖啡 25	柠檬原汁 25	番茄汁 18	茶水 0

③对照表 1-5 或通过网络查询，算一算你一天的运动能量消耗。

表 1-5　常见运动能量消耗

运动项目	能量消耗/(kcal/min)
生活项目	
睡觉	1.2
赖床	1.3
坐在桌边读书	1.3

续表

运动项目	能量消耗/(kcal/min)
生活项目	
聊天	1.5
站立	1.5
坐在桌边写字	2.5
洗衣、穿衣	2.5
开车	2.8
在家闲走	3.1
铺床	3.5
熨衣服	4.2
园艺——除草	5.5
下楼梯	7.0
园艺——挖坑	8.5
上楼梯	10.0～18.0
心血管锻炼	
独木舟 4～6.4km/h	2.0～7.0
排球(积极)	3.4～8.0
高尔夫球	4.0
乒乓球	5.0
划船(休闲、放松)	5.0～15.0
自行车 8～24km/h	5.0～12.0
滑冰(休闲、放松)	5.0～15.0
网球	7.0～11.0
滑雪橇	8.0
足球	9.1
跳跃	10.0～15.0
滑雪下山,坡度微斜	8.0～20.0
滑雪比赛	16.5
越野滑雪 4.8～16km	9.0～12.0
游泳(放松)	6.0
自由泳 23～46m/min	6.0～12.5
蝶泳 23～46m/min	14.0
水中有氧运动	6.0～8.0
深水慢跑	11.0
仰泳 23～46m/min	6.0～12.5

续表

运动项目	能量消耗/(kcal/min)
心血管锻炼	
蛙泳 23~46m/min	6.0~12.5
跳舞(现代舞)	4.2~6.0
列队舞	7.7
快走 5.6km/h,逐渐减速	11.0~15.0
散步	2.6~5.0
跑步 8km/h	10.0
跑步 12km/h	15.0
跑步 16km/h	20.0
抗阻力锻炼	
循环式训练	6.0~8.0
肌肉力量练习	8.0
肌肉耐力练习	4.5~7.0
柔韧性锻炼	
普拉提	4.0~6.0
力量瑜伽	5.0~7.0
温和瑜伽	4.0
伸展运动	3.0
打太极	4.0

注:以上能量消耗以体重为 70kg 的成年人参考数值。运动能量消耗受个体体重、肌肉、代谢等状况的影响,因人而异。

④根据计算获得的每天摄入能量与消耗能量值,结合自身体重状况,进行体重管理。

实验报告一

——人体成分与肥胖分析

姓名＿＿＿＿＿＿　　学号＿＿＿＿＿　　专业＿＿＿＿＿＿＿＿＿

一、依据体重指数（BMI）、腰围、腰臀比和体脂百分比，综合分析判断您处于何种体脂状态以及何种肥胖状态。

二、通过计算评估您每天摄入能量与消耗能量的情况，结合自身体重状况，提出您的体重管理计划。

一、脂肪组织中脂肪细胞的观察

1. 实验目的

观察脂肪组织中的脂肪细胞；了解脂肪染色的原理和基本操作步骤及脂类标本制片原理。

2. 实验原理

脂肪是体内储存能量和供给能量的重要物质，根据其性质可以分为中性脂肪、磷脂、胆固醇等。很多细胞都含有脂肪，游离状态的脂肪呈小滴状悬浮于细胞质内，比较显著的如肝细胞。脂肪小滴可以集合，将细胞质及细胞核挤到一旁，如脂肪细胞。

脂肪不溶于水，易溶于乙醇、苯、氯仿和乙醚等，因此制作脂类标本一般用冰冻切片或者铺片法以保存脂类，其染色方法有脂溶性染料显示法、化学显示法和特异染色法等。

苏丹染料是一种脂溶性染料，易溶于乙醇但更易溶于脂肪，所以当含有脂肪的标本与苏丹染料接触时，苏丹染料即脱离乙醇而溶于该脂肪结构中并使其显色。脂肪可以被苏丹Ⅲ染液染成橘黄色，被苏丹Ⅴ染液染成红色。

3. 实验器材

①实验材料：新鲜猪的皮下结缔组织。
②器具：解剖刀、滴管、载玻片、盖玻片、吸水纸、显微镜。

4. 实验试剂

苏丹Ⅲ染液（0.1g 苏丹Ⅲ，溶解在 20ml 95％酒精中），50％酒精溶液。

5. 实验步骤

①取材：取新鲜肥猪肉（富含脂肪），切成小块放入培养皿中备用。从中间将肥肉切成两半，用解剖刀刀面在肥肉内侧轻刮几下，把刀面上附有黏稠物的一端，均匀涂抹在载玻片的中央。

②染色：在载玻片的黏稠物上滴加苏丹Ⅲ染液 2～3 滴，染色 5min；用吸水纸吸掉染液。倾斜载玻片，并在染色的部位缓慢滴加 3～4 滴 50％酒精溶液，洗去浮色；然后，用吸水纸吸掉黏稠物周围的酒精。滴一滴蒸馏水于黏稠物上，盖上盖玻片，制成临时装片。

③观察：使用显微镜观察临时装片。先在低倍镜下找到最理想的观察视野（肉末层较薄、染色均匀且橘黄色明显的区域），转换高倍镜观察被染色后的脂肪细胞。

二、培养脂肪细胞中脂滴的观察

1. 实验目的

学习用荧光法观察细胞内存在的脂滴。

2. 实验原理

脂滴是大部分真核生物细胞质中存储脂肪的细胞器,作为脂代谢的核心细胞器能够特异地储存中性脂,并参与到多个重要的细胞内生理过程中,如细胞膜形成与维持、能量代谢等。细胞质脂滴的异常积累发生在多种病理状况中,可以用于研究代谢缺陷或发病机制。

荧光染料 BODIPY493/503 或尼罗红可特异并灵敏地检测脂滴,其发出的绿色荧光和红色荧光可在荧光显微镜、共聚焦显微镜下观察,并可用荧光分光光度计读数。

3. 实验器材

超净工作台、二氧化碳培养箱、荧光显微镜、盖玻片、载玻片、细胞培养板。

4. 实验试剂

DMEM 高糖培养基(含 10% 胎牛血清)、PBS 缓冲液、0.2% Triton X-100 溶液、BODIPY493/503 染液。

5. 实验步骤

①培养 3T3-L1 前脂肪细胞或诱导分化[按美国菌种保藏中心(ATCC)推荐实验方案]。
②将 3T3-L1 前脂肪细胞或诱导分化后的 3T3-L1 细胞种于盖玻片上,贴壁生长。
③吸去培养基,细胞用 PBS 缓冲液清洗一次。
④细胞用 0.2% Triton X-100 溶液(用 PBS 缓冲液配制)孵育 10min。
⑤吸去 Triton X-100 溶液,加入 1μg/ml 的 BODIPY493/503 染液(Invitrogen 公司,用 PBS 缓冲液配制),室温下染色 10min。
⑥去掉染液,使用带有异硫氰酸荧光素(FITC)滤光片组的荧光显微镜观察细胞。

三、食物中甘油三酯含量测定

1. 实验目的

学习甘油三酯含量测定方法,比较常见食物中甘油三酯含量。

2. 实验原理

甘油三酯(TG)是长链脂肪酸和甘油形成的脂肪分子,是人体储存脂肪的主要成分,也是生命活动所需能量的重要来源。血液甘油三酯含量增高是发生冠心病的重要因素。目前将甘油三酯水平分为四级:正常水平为小于 1.69mmol/L;临界高水平为 1.69~2.25mmol/L;高水平为 2.26~5.63mmol/L;极高水平为大于等于 5.64mmol/L。甘油三酯处于临界高水平和高水平的患者,常伴有脂质代谢紊乱,导致发生冠心病的风险增加。甘油三酯水平高于 11.3mmol/L 的患者患急性胰腺炎的风险大大增加。甘油三酯大部分从食物中获得。

甘油三酯测定原理:用异丙醇抽提甘油三酯,KOH 皂化甘油三酯后水解生成甘油及脂肪酸,过碘酸氧化甘油生成甲醛,在氯离子存在下甲醛与乙酰丙酮缩合生成黄色物质,在420nm 处有特征吸收峰,其颜色的深浅与甘油三酯含量成正比。

3. 实验器材

可见分光光度计或酶标仪、研钵或匀浆器、微量玻璃比色皿或 96 孔板、水浴锅、移液器。

4. 实验试剂

正庚烷、异丙醇、1mg/ml 甘油三酯标准溶液、甘油三酯含量检测试剂盒(Solarbio)。

5. 实验步骤

①称取约 0.1g 组织,加入 1ml 异丙醇:正庚烷(1:1)试剂,冰浴匀浆或研磨,8000g 4℃离心 10min,取上清待测。若为液体样本则直接测定。

②水浴锅预热到 65℃,按表 2-1 设计空白管、标准管和测定管。先加试剂一[即异丙醇:正庚烷(1:1)]后充分混匀,再加试剂二,剧烈振荡 30s,静置 3～5min 后再剧烈振荡 30s,如此反复 3 次,常温静置一定时间分层后取上层溶液 30μl,置于新的 Eppendorf 管中。本步骤主要目的为抽提甘油三酯。

表 2-1

	空白管	标准管	测定管
甘油三酯标准溶液	—	120	—
待测液/μl	—	—	120
试剂一/μl	495	375	375
试剂二/μl	75	75	75

③按表 2-2 试剂量进行甘油三酯含量测定(本步骤包括甘油三酯皂化、氧化和产物的测定)。

表 2-2

	空白管	标准管	测定管
上层溶液/μl	30	30	30
试剂三/μl	100	100	100
试剂四/μl	30	30	30
充分混匀,65℃水浴 3min,冷却			
试剂五/μl	100	100	100
试剂六/μl	100	100	100
充分混匀,65℃水浴 15min,冷却			

冷却后吸取 200μl 至微量玻璃比色皿或 96 孔板,测定 420nm 处的吸光度,记为 $A_{空}$、$A_{标}$ 和 $A_{测}$。

④甘油三酯含量计算:

按以下公式计算固体组织中甘油三酯含量:

$$TG\ 含量(mg/g)=C_{标准品}\times V\times(A_{测}-A_{空})\div(A_{标}-A_{空})\div W$$
$$=(A_{测}-A_{空})\div(A_{标}-A_{空})\div W$$

式中，$C_{标准品}$ 为标准品质量浓度，1mg/ml；W 为样本质量，g；V 为加入试剂一的体积，1ml。

按以下公式计算液体食物或饮料中甘油三酯含量：

$$TG\ 含量(mg/dl)=C_{标准品}\times(A_{测}-A_{空})\div(A_{标}-A_{空})\times100$$
$$=100\times(A_{测}-A_{空})\div(A_{标}-A_{空})$$

式中，$C_{标准品}$ 为标准品质量浓度，1mg/ml；100 为单位换算系数，1dl＝100ml。

6. 注意事项

①试剂中有易挥发性物质，实验过程中需佩戴手套和口罩。试剂使用完后应该及时盖紧。

②加试剂二后需反复剧烈振荡，使待测液中甘油三酯得到充分提取。每次实验的振荡幅度、时间、反复次数以及等待分层时间均应保证一致。

③为保证试验的重复性，每次水浴后的冷却时间要统一。

④若测定管 OD 值大于 1.5，建议将样本用试剂一适当稀释后再进行检测，并在计算时乘以相应的稀释倍数。

9-1　脂肪细胞、肝脂肪变性及动脉粥样硬化图片

实验报告二

——甘油三酯测定及脂滴观察

姓名_____　　学号_____　　专业_____

一、记录脂肪组织中脂肪细胞观察结果(绘图)。

二、记录培养细胞中脂滴观察结果(绘图)。

三、记录所测食物中甘油三酯含量,并进行比较。

实验三 | 血糖代谢测定

一、用血糖仪测定血液中葡萄糖含量

1. 实验目的

学习用血糖仪测定血液中葡萄糖含量的原理和基本方法。

2. 实验原理

常用血糖仪采用电化学技术来测定血样中的葡萄糖含量。当血样到达试纸的顶端时,毛细管作用把血样吸入试纸的反应区。在反应区内,酶(葡萄糖氧化酶)和血液中的葡萄糖进行反应,从而使电子从葡萄糖流向化学中间体,施加在试纸上的电压又促使电子从化学中间体流向电极。血糖仪通过测量电子的流量(电流),并将其转换成电信号,最后将该电信号换算成相应的血糖浓度。

3. 实验器材

血液、75%酒精棉球、血糖仪及试纸、采血针。

4. 实验步骤

①将试纸正面朝上插入血糖仪(图 3-1),仪器自动开机,当显示代码"code5"(举例)时,调节右边 C 按钮,使屏幕上的代码与试纸圆罐上的代码相一致。

②将采血针插入采血笔,调节笔端深度旋钮。用酒精棉球擦拭无名指的手指肚,再用采血针刺破。测试前可以先将手臂自然下垂 15s,然后从手指根部将血捋至指尖,保证指尖血液充盈。在手指两端采血。

③当显示屏显示滴血信号时,将血滴轻触试纸顶部区域并滴入狭小通道内。

④血糖仪从 5s 开始倒计时到 1s 就显示血糖数据,此数据将自动存入血糖仪存储器中,取出试纸,仪器自动关机。

二、血糖监测

1. 实验目的

学习血糖监测的方法,明确血糖监测的意义。

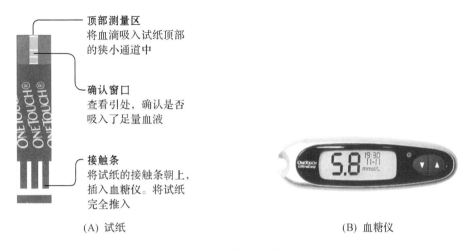

顶部测量区
将血滴入试纸顶部
的狭小通道中

确认窗口
查看引处，确认是否
吸入了足量血液

接触条
将试纸的接触条朝上，
插入血糖仪。将试纸
完全推入

(A) 试纸   (B) 血糖仪

图 3.1 试纸和血糖仪

2. 实验原理

糖尿病诊断标准：空腹血糖大于等于 7.0mmol/L；或口服葡萄糖耐量试验（OGTT）餐后 2 小时血糖大于等于 11.1mmol/L；或糖化血红蛋白 A1c（HbA1c）大于等于 6.5%；或有糖尿病的典型症状，即多尿、多饮、多食和体重减轻的"三多一少"症状，合并随机血糖大于等于 11.1mmol/L，即一天任何一个时间点的血糖大于等于 11.1mmol/L。

国际糖尿病联盟将血糖监测作为糖尿病治疗的手段之一，并明确指明正确的自我血糖监测可使死亡风险降低 51%，心脏病、脑卒中、失明和截肢等并发症风险降低 32%。科学的血糖监测包括多个时段，即空腹血糖、餐前血糖、餐后 2 小时血糖、睡前血糖、随机血糖，必要时加测凌晨 1:00—3:00 的血糖等。

3. 实验器材

血液、75%酒精棉球、血糖仪及试纸、采血针。

4. 实验步骤

每实验组选一人（以自愿为原则），测定其餐前、餐后 1 小时、餐后 2 小时血糖数值，并绘出血糖变化图。

实验报告三

——血糖代谢测定

姓名_____　学号_____　专业_____

一、记录所测定的血糖含量,并判断是否处于正常范围。

二、记录某同学餐前、餐后 1 小时、餐后 2 小时血糖数值,绘出血糖变化图并加以说明。

实验四 | 糖度测定及游离糖的认识

一、用糖度计测定果蔬饮料中糖度

1. 实验目的

学习用糖度计测定糖度的方法,获得常见果蔬饮料的糖度。

2. 实验原理

本实验采用糖度计来测定果蔬饮料中的含糖量。糖度计结构如图 4-1 所示。

糖度计的工作原理:光线从一种介质进入另一种介质时会产生折射现象,且入射角与折射角正弦之比恒为定值,此比值称为折射率。果蔬汁液中可溶性固形物含量与折射率在一定条件下(同一温度、压强)成正比,且果蔬汁液中的可溶性固形物大部分是糖,故测定果蔬汁液及饮料中的折射率,可大致求出果蔬汁液及饮料的含糖量。通过测定果蔬可溶性固形物含量(含糖量),可了解果蔬的含糖量,估计果实的成熟度及品质。通过测定饮料含糖量,可为日常生活的饮料选择提供参考。

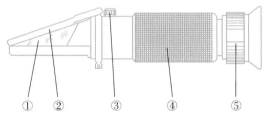

图 4-1　糖度计结构
①折光棱镜;②棱镜盖板;③校准螺栓;
④光学系统管路;⑤目镜(视度调节环)

3. 实验器材

天平、研钵、离心机、吸管、擦镜纸、糖度计。

4. 实验材料

可乐、雪碧、各种运动饮料、香蕉、苹果、橘子、猕猴桃、西红柿等。

5. 实验步骤

①称取五种不同水果的果肉各 5g 左右,放研钵中充分研磨,将汁水倒入 1.5ml 离心管中,12000r/min 离心 2min。

②打开手持糖度计盖板,用纯净水清洗检测棱镜,滴加纯净水用校准螺栓将视场读数调零。用擦镜纸仔细擦净检测棱镜。用滴管小心吸取一种果汁离心后上清,滴 3～5 滴于糖度计检测棱镜上,轻轻合上盖板,避免产生气泡,使溶液遍布棱镜表面。

③等待 30s 左右,使样品溶液的温度与棱镜面的温度达到一致。

④对准光源或明亮处,眼睛通过目镜仔细观察视场,转动目镜调节手轮,使视场的蓝白分界线清晰,分界线的刻度值即为溶液的糖度数值(图 4-2)。

⑤检测棱镜用纯净水清洗,并用擦镜纸仔细擦净。

⑥换另一种离心后果汁重复步骤②～⑤,获得五种水果的糖度。

⑦同理,取 5 种不同的饮料(若是悬浊液,需离心),滴 3～5 滴于糖度计检测棱镜上,读取糖度数值。

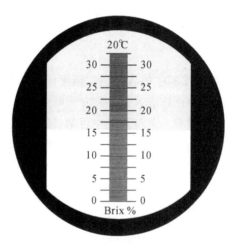

图 4-2　糖度计观察视场

6. 注意事项

①这是一款光学仪器,使用中应做到轻拿轻放,不得任意松动仪器各连接部分,不得跌落、碰撞,严禁发生剧烈震动。

②为了保证测量结果准确,棱镜面的温度和样品溶液的温度必须一致。

③该仪器不能用于测量磨粒或者具有腐蚀性的化学物,防止损坏棱镜的涂层。

④使用完毕后,严禁直接放入水中清洗,应用干净软布擦拭。对于光学表面,不应碰伤、划伤。

⑤仪器应放于干燥、无腐蚀性气体的地方保管。

二、用 DNS 法测定果蔬饮料中还原糖含量

1. 实验目的

学习用 3,5-二硝基水杨酸(DNS)法测定还原糖的含量。

2. 实验原理

还原糖的测定有多种方法,例如 3,5-二硝基水杨酸法、Nelson 比色法、斐林试剂法等。

本实验采用 3,5-二硝基水杨酸法测定还原糖的含量,其原理是:3,5-二硝基水杨酸与还原糖共热被还原成棕红色的氨基化合物,在一定范围内还原糖的量和反应液的颜色深度成正比。因此,可利用分光光度计进行比色测定,求得样品中的含糖量。此法操作简便、迅速、杂质干扰较小。

3. 实验器材

恒温水浴(100℃)、试管、试管架、移液管、微量移液器。

4. 实验材料

三种常见果蔬饮料(尽量不带色),如雪碧。

5. 实验试剂

1‰蔗糖溶液、1g/L 葡萄糖标准溶液。

3,5-二硝基水杨酸试剂:将以下甲、乙两溶液混合即得黄色试剂,贮于棕色瓶中备用,在室温放置 7～10 天以后使用。

甲液:6.9g 结晶酚溶解于 15.2ml 10‰ NaOH 溶液中,并用水稀释至 69ml,在此溶液中加 6.9g 亚硫酸氢钠。

乙液:称取 255g 酒石酸钾钠,加到 300ml 10‰ NaOH 溶液中,再加入 800ml 1‰ 3,5-二硝基水杨酸溶液。

6. 实验步骤

①制作葡萄糖标准曲线:按表 4-1 所示试剂用量加样操作。

表 4-1　试剂用量

	1	2	3	4	5	6
1g/L 葡萄糖标准溶液/ml	0.0	0.10	0.15	0.20	0.25	0.30
去离子水/ml	1.0	0.90	0.85	0.80	0.75	0.70
3,5-二硝基水杨酸/ml	0.5	0.5	0.5	0.5	0.5	0.5
混匀,在 100℃恒温水浴中加热 5min,取出后用冷水冷却至室温						
去离子水/ml	5	5	5	5	5	5
混匀						
A_{520}	校零					

以 A_{520} 值为纵坐标,葡萄糖含量(mg)为横坐标,制作葡萄糖标准曲线。

②样品制备:每组选择三种感兴趣的常用果蔬饮料(尽量不带色);或者各称取果蔬 10g,研碎后 10000g 离心分离,取上清用于检测。

③样品测定:按表 4-2,分别取水(做空白)、三种不同的果蔬饮料(用两种稀释度)、蔗糖(阴性对照)、葡萄糖(阳性对照)于试管中,加入 3,5-二硝基水杨酸试剂,100℃保温 5min,取出后用

冷水冷却至室温,每管加 5ml 去离子水,混匀后于 520nm 波长处测定吸光度。

表 4-2　样品测定

编号	空白	三种饮料			三种饮料(1∶20)			1‰蔗糖	1g/L 葡萄糖
	1	2	3	4	5	6	7	8	9
样品	0.5(水)	0.5	0.5	0.5	0.5	0.5	0.5	0.5	0.5
3,5-二硝基水杨酸试剂/ml	0.5	0.5	0.5	0.5	0.5	0.5	0.5	0.5	0.5
	在 100℃ 恒温水浴中保温 5min,取出后用冷水冷却至室温								
去离子水/ml	5	5	5	5	5	5	5	5	5
	混匀								
A_{520}	校零								

④根据标准曲线和样品测定数据,计算果蔬饮料中还原糖含量。

三、认识生活中常见的游离糖

世界卫生组织(WHO)建议,个人的游离糖摄入量应控制在摄入总能量的 10% 以下。研究证据显示,将游离糖摄入进一步降低到总能量的 5%,可能带来健康方面的其他好处。以普通人平均每天摄入总能量在 2000kcal 左右为例,按照建议的上限 10% 计算,平均每天摄入游离糖的总能量应控制在 200kcal 以下。根据 1g 糖约能转化为 4kcal 能量计算,我们应将每天的游离糖摄入量控制在 50g 以下。若按游离糖摄入量为总能量的 5% 计算,每天游离糖摄入量需控制在 25g 以下。

WHO 规定的游离糖是指添加到饮料和食品中的单糖(葡萄糖、果糖)和双糖(蔗糖),以及天然存在于蜂蜜、果汁、浓缩果汁中的糖。

本实验通过糖度测定,认识生活中常用游离糖(白糖、红糖、方糖、冰糖、蜂蜜、成品果汁等)的质量、体积及糖度,指导生活中游离糖的摄入。

9-2　果蔬饮料糖度测定实验视频

实验报告四

——糖度测定及游离糖的认识

姓名_____　　学号_____　　专业_____

一、记录用糖度计测定的常见果蔬饮料中的糖度,并进行比较。

二、评估你的日常游离糖摄入来源及状况。

1. 实验目的

学习测定唾液淀粉酶的基本原理和方法。学习检测唾液淀粉酶个体间差异及其与人类活动的关系。

2. 实验原理

唾液淀粉酶主要是唾液 α-淀粉酶(salivary alpha-amylase,sAA),包含两个同工酶家族,一个被糖基化而另一个没有糖基化。唾液 α-淀粉酶占唾液中蛋白质总量的 40%~50%,可用于反映唾液中总蛋白的含量。唾液 α-淀粉酶大部分来自腮腺,是一种含钙的金属酶,能够水解淀粉的α-1,4-糖苷键产生葡萄糖和麦芽糖。

唾液的分泌受到交感神经和副交感神经的支配,唾液淀粉酶被认为是交感神经系统(sympathetic nervous system,SNS)的无创性生物标记物,是交感神经系统活动度的指标,可用于测试心理压力。同时,唾液淀粉酶与很多疾病的诊断和疗效密切相关,因而具有很好的临床应用价值。

唾液淀粉酶的活性受到多种因素的影响,包括年龄、性别、进食、吸烟饮酒习惯、身体健康状况以及心理状态等。本实验将主要探究进食、昼夜节律以及运动对唾液淀粉酶活性的影响。

比色法是一种定量分析方法,是以生成有色化合物的显色反应为基础,以朗伯-比尔定律($A=\varepsilon bc$)为依据,通过比较或测量有色物质溶液颜色深度来确定待测组分含量。

本实验用碘-淀粉比色法测定唾液淀粉酶活力及变化。唾液中的 α-淀粉酶催化淀粉分子中的 α-1,4-糖苷键而水解,产生葡萄糖、麦芽糖及含有 α-1,6-糖苷键支链的糊精。在底物过量的条件下,反应后加入碘液与未被水解的淀粉结合成蓝色复合物,其蓝色的深浅可以反映淀粉水解程度,进而反映唾液淀粉酶活力大小,并可以通过标准曲线法进行定量测定。

3. 实验器材

烧杯、量筒、玻璃棒、离心管、恒温水浴锅、可见分光光度计。

4. 实验材料

不同同学在多种情况下的唾液。参与实验者用清水漱口后,将唾液收集于离心管中。

5. 实验试剂

0.1%可溶性淀粉溶液:取 0.1g 可溶性淀粉,溶于 99ml 去离子水中,将混合液置于电炉上加热,同时不断搅拌,加热至该溶液变澄清即可。

实验室制碘-碘化钾溶液(稀释 10 倍)、DNS 试剂、1g/L 麦芽糖溶液、去离子水。

6. 实验步骤

(1)利用碘-淀粉法测定不同个体的唾液淀粉酶活力

①标准曲线的制作:按表 5-1 在不同试管中分别加入 0.1ml、0.2ml、0.3ml、0.4ml、0.5ml 0.1%淀粉溶液,与碘液反应后,以未加入淀粉溶液的空白管为对照,在 630nm 处测定吸光度,获得不同含量淀粉与碘液反应后产物的吸光度。以淀粉含量为横坐标,吸光度为纵坐标,绘制标准曲线。

表 5-1　碘-淀粉反应标准曲线

	1	2	3	4	5	6
0.1%淀粉溶液/ml	0	0.1	0.2	0.3	0.4	0.5
淀粉含量/mg	0	0.1	0.2	0.3	0.4	0.5
去离子水/ml	2.4	2.3	2.2	2.1	2.0	1.9
碘-碘化钾溶液/ml	0.1	0.1	0.1	0.1	0.1	0.1
混匀,在 37℃恒温水浴中保温 5min						
去离子水/ml	5.0	5.0	5.0	5.0	5.0	5.0
混匀						
吸光度 A_{630}	校零					

②不同个体的唾液淀粉酶活力差异:取不同同学唾液样品,采用相同的稀释倍数 1∶5、1∶10 或 1∶20,分别用碘-淀粉法按表 5-2 顺序进行测定。以未加入淀粉溶液的空白管为对照,观察比较不同试管间蓝色差异,判断不同同学唾液淀粉酶活力大小。或在 630nm 处测定吸光度,通过标准曲线,获得唾液淀粉酶催化反应后剩下的淀粉量(mg)。以每分钟内催化 0.1mg 淀粉底物转化为产物所需的酶量为一个活力单位,计算每位同学的唾液淀粉酶活力或以反应的淀粉质量(mg)来比较。

表 5-2　唾液淀粉酶活力测定

	空白管	标准管	测定管 1	测定管 2	测定管 3
稀释唾液/ml	0	0	0.1	0.1	0.1
去离子水/ml	2.4	1.9	1.8	1.8	1.8
混匀,37℃水浴 5min					
0.1%淀粉溶液/ml	0	0.5	0.5	0.5	0.5
混匀,37℃水浴 5min					
碘-碘化钾溶液/ml	0.1	0.1	0.1	0.1	0.1
去离子水/ml	5	5	5	5	5

(2)一天中不同时刻唾液淀粉酶活力测定(选做)

取一天中不同时刻采集到的唾液样品(早晨、上午 10 点、下午 2 点、临睡前),用碘-淀粉法按表 5-3 分别测定 1∶10 和 1∶20 稀释倍数下唾液淀粉酶活力。根据颜色变化和反应的淀粉质量

(mg)来衡量一天中不同时间点的唾液淀粉酶活力变化。

（3）进食对唾液淀粉酶活力的影响

① 进食柠檬前后：取一同学进食柠檬前后的唾液样品，在1∶10和1∶20稀释倍数下按表5-3测定唾液淀粉酶活力。

表 5-3　进食柠檬前后唾液淀粉酶活力测定

	空白管	吃柠檬前	吃柠檬后	吃柠檬前	吃柠檬后
稀释唾液/ml	0	1∶10	1∶10	1∶20	1∶20
	0	0.1	0.1	0.1	0.1
去离子水/ml	2.4	1.8	1.8	1.8	1.8
	混匀,37℃水浴5min				
0.1%淀粉溶液/ml	0	0.5	0.5	0.5	0.5
	混匀,37℃水浴5min				
碘-碘化钾溶液/ml	0.1	0.1	0.1	0.1	0.1
去离子水/ml	5	5	5	5	5
	混匀,比较各管蓝色深浅,测 A_{630}				
A_{630}					

根据颜色变化或630nm处测定的吸光度，衡量唾液淀粉酶活力变化。

②进食面包前后：取一同学进食面包前后的唾液样品，在1∶10和1∶20稀释倍数下按表5-4测定唾液淀粉酶活力。

表 5-4　进食面包前后唾液淀粉酶活力测定

	空白管	吃面包前	吃面包后	吃面包前	吃面包后
稀释唾液/ml	0	1∶10	1∶10	1∶20	1∶20
	0	0.1	0.1	0.1	0.1
去离子水/ml	2.4	1.8	1.8	1.8	1.8
	混匀,37℃水浴5min				
0.1%淀粉溶液/ml	0	0.5	0.5	0.5	0.5
	混匀,37℃水浴5min				
碘-碘化钾溶液/ml	0.1	0.1	0.1	0.1	0.1
去离子水/ml	5	5	5	5	5
	混匀,比较各管蓝色深浅,测 A_{630}				
A_{630}					

根据颜色变化或630nm处测定的吸光度，衡量唾液淀粉酶活力变化。

（4）运动对唾液淀粉酶活力的影响（选做）

取一同学俯卧撑或跑楼梯运动前后的唾液样品，在1∶10和1∶20稀释倍数下按表5-5测定唾液淀粉酶活力。

表 5-5　运动前后唾液淀粉酶活力测定

	空白管	运动前	运动后	运动前	运动后
稀释唾液/ml	0	1∶10	1∶10	1∶20	1∶20
	0	0.1	0.1	0.1	0.1
去离子水/ml	2.4	1.8	1.8	1.8	1.8
	混匀,37℃水浴 5min				
0.1%淀粉溶液/ml	0	0.5	0.5	0.5	0.5
	混匀,37℃水浴 5min				
碘-碘化钾溶液/ml	0.1	0.1	0.1	0.1	0.1
去离子水/ml	5	5	5	5	5
	混匀,比较各管蓝色深浅,测 A_{630}				
A_{630}					

630nm 处测定吸光度,根据颜色变化、吸光度或获得单位时间内酶促反应消耗的淀粉质量(mg),分析唾液淀粉酶活力变化。

7. 注意事项

①收集的唾液若不马上实验,需 4℃保存。
②本实验需注意摸索合适的唾液稀释倍数。实验所用唾液稀释倍数按照实验结果的颜色或吸光度及时调整。

9-3　唾液淀粉酶活力测定实验视频

实验报告五

——唾液淀粉酶活力测定及变化

姓名＿＿＿＿＿＿　学号＿＿＿＿＿　专业＿＿＿＿＿＿＿＿

一、记录实验现象及数据，谈谈进食或运动对唾液淀粉酶活力的影响。

二、谈谈你对生理条件下酶活力变化的理解。

乳酸脱氢酶活力测定及酒精对酶活力的影响

1. 实验目的

了解测定组织中乳酸脱氢酶活力的原理及方法,以及酒精对肝脏酶活力的影响。

2. 实验原理

乳酸脱氢酶(lactate dehydrogenase,LDH,EC. 1.1.1.27,L-乳酸:NAD^+氧化还原酶)广泛存在于生物细胞内,是糖代谢乳酸发酵途径的关键酶之一,可催化下列可逆反应:

$$
\begin{array}{ccc}
CH_3 & & CH_3 \\
| & & | \\
C{=}O + NADH + H^+ \xrightarrow[\text{pH7.4}\sim 7.8]{LDH} & HC{-}OH & + NAD^+ \\
| & & | \\
COOH & & COOH
\end{array}
$$

丙酮酸　　还原性辅酶Ⅰ　　　　　　　　乳酸　　氧化性辅酶Ⅰ

LDH 含量测定方法很多,其中紫外分光光度法简单、快速。紫外分光光度法是鉴于 NADH,NAD^+ 在 340nm 及 260nm 处有各自的最大吸收峰,可通过 340nm 处吸光度值的改变,定量测定酶的活力。本实验在丙酮酸钠及 NADH 存在条件下,加入一定量酶液,观察 NADH 在反应过程中 340 nm 处吸光度减少值,减少越多,则 LDH 活力越大。活力单位定义为:在 25℃,pH7.5 条件下每分钟 A_{340} 下降 1.0 的酶量为 1 个单位。可定量测定每克湿重组织中 LDH 的活力单位。定量测定蛋白质含量即可计算比活力(U/mg)。

3. 实验器材

动物肝脏、研钵、紫外分光光度计、恒温水浴锅、移液管、微量移液器。

4. 实验试剂

0.1mol/L pH7.5 磷酸缓冲液。

NADH 溶液:称取 3.5mg 纯 NADH 置试管中,加 0.1mol/L pH7.5 磷酸缓冲液 1ml,摇匀。现用现配。

丙酮酸钠溶液:称取 2.5mg 丙酮酸钠,加 0.1mol/L pH7.5 磷酸缓冲液 29ml,使其完全溶解。现用现配。

5. 实验步骤

(1)制备肝脏组织酶提取液

称取 3g 左右新鲜动物肝脏组织及 1%,10%,30%酒精预处理 1h 的肝脏组织,在研钵中用剪刀充分剪碎。加少许石英砂,先研磨几分钟,再加入 3ml 磷酸缓冲液迅速研磨。研磨后,加 9ml 磷酸缓冲液,用 4 层纱布过滤,得组织提取液,即乳酸脱氢酶粗提液。

(2)酶促反应及 LDH 活力测定

实验时预先将丙酮酸钠溶液及 NADH 溶液放在 25℃水浴中预热。取 2 只石英比色杯,在 1 只比色杯中加入磷酸缓冲液 3ml,置于紫外分光光度计中,在 340nm 处将光吸收调节至零;另一只比色杯用于测定 LDH 活力,依次加入丙酮酸钠溶液 2.9ml,NADH 溶液 0.1ml,加盖摇匀后,测定 340nm 处吸光度(A_{340})。取出比色杯加入粗提酶液 $10\mu l$,立即计时,摇匀后,每隔 0.5min 测 A_{340},连续测定 3min,以 A_{340}对时间作图,取反应最初线性部分,计算每分钟 A_{340}减少值。加入酶液的量应控制每分钟 A_{340}下降值为 $0.1\sim0.2$。

(3)计算每毫升组织提取液中 LDH 活力单位

LDH 活力单位(U)/ml 提取液＝每分钟 A_{340}减少值/酶液加入量($10\mu l\times10^{-3}$)

提取液中 LDH 总活力单位＝LDH 活力单位(U)/ml×总体积

(4)测定酒精对乳酸脱氢酶的影响

同步骤(2)(3),测定 1%,10%,30%酒精预处理 1h 的肝脏组织中乳酸脱氢酶的活力。

6. 注意事项

①实验材料应尽量新鲜,如取材后不立即使用,则应储存在－20℃冰箱中。
②酶液的加入量应控制在每分钟 A_{340}下降值为 $0.1\sim0.2$,以减少实验误差。
③NADH 溶液应在临用前配制。

实验报告六

——乳酸脱氢酶活力测定及酒精对酶活力的影响

姓名_____　　学号_____　　专业_____

一、计算动物肝脏组织提取液中乳酸脱氢酶活力。

二、计算不同浓度酒精预处理动物肝脏后乳酸脱氢酶活力，并进行比较。

1. 实验目的

了解提取基因组 DNA 的过程;学习 DNA 定量方法。

2. 实验原理

提取基因组 DNA 是进行基因克隆、DNA 测序及基因操作的重要步骤。DNA 提取过程常用细胞裂解液(如碱等)及蛋白酶裂解细胞,进一步酶解及变性与 DNA 结合的蛋白质,使 DNA 与蛋白质分离。用无水乙醇降低 DNA 在溶液中的溶解度,使 DNA 结合在 DNA 结合柱上。再用洗脱液洗去多糖、脂、盐等杂质,最后用水溶液将 DNA 从结合柱上溶解洗脱下来(图 7-1)。

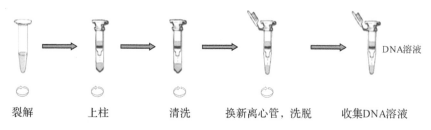

裂解　　　　上柱　　　　清洗　　　换新离心管,洗脱　　　收集DNA溶液

图 7-1　DNA 提取过程

DNA 结合柱采用特殊硅基质材料,在高盐、低 pH 缓冲系统下能高效、专一地吸附 DNA,在低盐、高 pH 情况下可释放 DNA。结合常规台式高速离心机,可以快速高效回收 DNA 片段。

DNA 浓度可利用核酸微量检测仪测定 OD_{260} 并计算获得,OD_{260} 等于 1,相当于双链 DNA 浓度为 $50\mu g/ml$。根据 OD_{260}/OD_{280} 比值可判断 DNA 纯度。纯度较高的 DNA 其 OD_{260}/OD_{280} 比值在 1.8 左右,若低于 1.6 表明有蛋白质污染,若高于 1.9 表明有 RNA 污染。

3. 实验器材

离心机、1.5ml 离心管、恒温水浴锅、微量移液器、旋涡混合器、NanoDrop 核酸蛋白超微量测定仪等。

4. 实验材料

动物肝脏和肌肉组织。

5. 实验试剂

碧云天基因组 DNA 小量抽提试剂盒(离心柱式)、RNase A(10mg/ml)、裂解液 A、裂解液

B、PBS 缓冲液、蛋白酶 K、无水乙醇、漂洗液、洗脱液等。

6. 实验步骤

①称取动物肝脏和肌肉组织各 25mg,用匀浆器匀浆,或用液氮研磨成粉末状,再用预冷的 PBS 缓冲液或无菌水充分悬浮,12000r/min 离心 1min 收集细胞,尽量除去上清,加 200μl 裂解液 A,振荡至彻底混匀。

②向悬浮液中加入 20μl RNase A(10mg/ml),55℃放置 15min,水解 RNA。

③加入 20μl 蛋白酶 K(10mg/ml),充分颠倒混匀,55℃水浴消化 1～3h。

消化期间可颠倒离心管混匀数次,直至样品消化完全为止。消化完全的指标是:液体清亮及黏稠。

④加入 200μl 裂解液 B,充分颠倒混匀,如出现白色沉淀,可置于 75℃ 15～30min,沉淀即会消失。如溶液未变清亮,说明样品消化不彻底,可能导致提取的 DNA 量少及不纯,还有可能导致堵塞吸附柱。

⑤加入 200μl 无水乙醇,充分混匀,此时可能会出现絮状沉淀,不影响 DNA 的提取,可将溶液和絮状沉淀都加入吸附柱中。

⑥12000r/min 离心 1min,弃废液,将吸附柱放入收集管中。

⑦向吸附柱中加入 600μl 漂洗液(使用前请先检查是否已加入无水乙醇),12000r/min 离心 1min,弃废液,将吸附柱放入收集管中。

⑧向吸附柱中加入 600μl 漂洗液,12000r/min 离心 1min,弃废液,将吸附柱放入收集管中。

⑨12000r/min 离心 2min,将吸附柱敞口置于室温或 50℃温箱数分钟,目的是将吸附柱中残余的漂洗液去除,否则漂洗液中的乙醇会影响后续实验,如酶切、PCR 等。

⑩将吸附柱放入一个干净的离心管中,向吸附膜中央悬空滴加 50～200μl 经 65℃水浴预热的洗脱液,室温放置 5min,12000r/min 离心 2min。

⑪可将离心所得洗脱液再加入吸附柱中,12000r/min 离心 2min,即可得到高质量的基因组 DNA。

⑫吸取收集管中 DNA 溶液 2μl,用微量核酸检测仪测 OD_{260},计算 OD_{260}/OD_{280},获得 DNA 浓度及纯度。

⑬比较相同质量动物肝脏和肌肉组织中核酸的含量。

附表　各缓冲液名称及作用

名称	作用
裂解液 A	裂解细胞,为蛋白酶 K 提供适合的反应体系
裂解液 B	蛋白变性剂,暴露 DNA
RNase A	酶促降解 RNA
蛋白酶 K	酶解消化蛋白质
无水乙醇	降低 DNA 溶解性
漂洗液	洗脱脂类、蛋白质及盐类等杂质
洗脱液	溶解储存 DNA

附　配套虚拟仿真实验

G 蛋白偶联受体 FPR1 全基因克隆、真核表达及功能测定虚拟仿真实验(FPR1 全基因克隆部分),网址:http://www. ilab-x. com/或 http://crispr. zju. edu. cn/virlab/www/♯/login/1

9-4　人基因组 DNA 提取虚拟仿真实验视频

9-5　DNA 浓度测定实验视频

实验报告七

——动物组织基因组 DNA 提取及含量测定

姓名_____　学号_____　专业_____

一、用图示法表示本次实验过程。

二、记录从相同质量肝脏组织和肌肉组织中提取的 DNA 含量并进行比较。记录 OD_{260}/OD_{280} 比值,判断提取的 DNA 的纯度。

一、质粒 DNA 的限制性酶切

1. 实验目的

学习限制性内切酶的特性和 DNA 酶解的方法,并理解限制性内切酶是 DNA 重组技术的工具酶,琼脂糖凝胶电泳是分离鉴定 DNA 片段的有效方法。

2. 实验原理

限制性内切酶是一类能识别双链 DNA 分子中特异性核酸序列的 DNA 水解酶,是体外剪切基因片段的重要工具,常与核酸聚合酶、连接酶以及末端修饰酶等一起被称为基因工程工具酶。

按限制酶的组成、与修饰酶活性关系以及切断核酸的情况不同,分为三类:第一类(Ⅰ型)限制性内切酶能识别专一的核苷酸顺序,并在识别点附近的核苷酸上切割 DNA 分子中的双链,但是切割的核苷酸顺序没有专一性。第三类(Ⅲ型)限制性内切酶也有专一的识别顺序,在识别顺序旁边几个核苷酸对的固定位置上切割双链。但这几个核苷酸对不是特异性的。因此,Ⅰ型和Ⅲ型限制性内切酶都不适用于基因克隆。第二类(Ⅱ型)限制性内切酶能识别专一的核苷酸顺序,并在该顺序内的固定位置上切割双链。由于这类限制性内切酶的识别和切割的核苷酸都是专一的,因此这种限制性内切酶是 DNA 重组技术中最常用的工具酶之一。这种酶的切割可以有两种方式:平末端或黏性末端。

3. 实验器材

1.5ml Eppendorf 管、微量移液器。

4. 实验试剂

质粒 pCMV-FPR1,DNA 分子量标准品(1kb DNA Ladder),$EcoR$ Ⅰ 和 $Hind$ Ⅲ核酸内切酶,$EcoR$ Ⅰ 和 $Hind$ Ⅲ酶切缓冲液。

5. 实验步骤

①在 Eppendorf 管中准备质粒 DNA 的酶切反应体系(表 8-1)。
②将上述 Eppendorf 管置于 37℃水浴酶切 0.5~1h。
③酶切完成后,将上述 Eppendorf 管放置-20℃冰箱保存,用于后续电泳分析。

表 8-1　质粒 DNA 的酶切反应体系

	1 号管	2 号管	3 号管
双蒸水	15μl	16μl	16μl
10×酶切缓冲液	3μl	3μl	3μl
质粒 DNA(200ng)	10μl	10μl	10μl
EcoR Ⅰ 酶液	1μl	1μl	0
Hind Ⅲ 酶液	1μl	0	1μl

二、琼脂糖凝胶电泳鉴定

1. 实验目的

学习琼脂糖凝胶电泳分离鉴定 DNA 片段的方法。

2. 实验原理

琼脂糖凝胶电泳利用琼脂糖熔化再凝固后能形成带有一定孔隙的固体基质的特性,用于分离、鉴定和纯化 DNA 片段。琼脂糖凝胶的孔径取决于琼脂糖的浓度。在电场作用下及中性 pH 缓冲条件下带负电的核酸分子从阴极向阳极迁移。

影响 DNA 在琼脂糖凝胶中迁移快慢的因素包括 DNA 分子的大小、DNA 的构象、电压、电场方向、碱基组成以及电泳缓冲液的组成等。采用不同浓度的凝胶可以分离不同大小范围的 DNA 片段。

荧光染料溴乙啶(EB)分子具有扁平结构,能够插入 DNA 分子中的碱基对之间而与 DNA 结合。由于 EB 分子的插入,在紫外光的照射下,凝胶电泳中的 DNA 条带呈现橘红色荧光,通过观察橘红色的荧光可以检测 DNA 分子。

3. 实验器材

电泳仪、电泳槽、紫外透射仪、凝胶成像仪、微量移液器、一次性塑料手套等。

4. 实验试剂

琼脂糖。
TAE 电泳缓冲液。
溴乙啶(EB)溶液。
6×上样缓冲液:0.25% 溴酚蓝,40%(W/V)蔗糖水溶液或 30%甘油。

5. 实验步骤

①0.8%琼脂糖凝胶溶液的制备:称取 0.8g 琼脂糖,置于锥形瓶中,加入 100ml TAE 电泳缓冲液,加热至熔化,即为 0.8%琼脂糖凝胶溶液。

②胶板的制备:向冷却至 50~60℃的凝胶液中加入 EB 溶液,使其终浓度为 0.5mg/L。将该冷却的琼脂糖凝胶液,小心地倒在放好梳子的有机玻璃内槽上,使胶液缓慢地展开,直到在整个有机玻璃板表面形成均匀的胶层。待凝固完全后,轻轻拔出梳子,在胶板上即形成相互隔开的上样孔。制好胶后将铺胶的有机玻璃内槽放在含有 TAE 电泳缓冲液的电泳槽中使用。

　　③加样：用微量移液器将上述 3 个样品及未酶切质粒 DNA 与上样缓冲液按比例混合，分别加入胶板的样品孔内，同时加一孔标准分子量 Marker。加样时应防止碰坏样品孔周围的凝胶面以及穿透凝胶底部。本实验样品孔容量为 15～20μl。

　　④电泳：加完样后，合上电泳槽盖，接通电源，建议在 80～100V 的电压下电泳，当溴酚蓝移动到距离胶板下沿约 1cm 处停止电泳。

　　⑤观察与拍照：在波长 254nm 紫外灯下观察电泳凝胶。DNA 存在处显示出橘红色的荧光条带。可采用快速凝胶成像系统拍电泳图谱。

　　注意：EB 是一种诱变剂，操作时一定要注意操作安全，必须戴塑料或乳胶手套！

附　配套虚拟仿真实验

　　G 蛋白偶联受体 FPR1 全基因克隆、真核表达及功能测定虚拟仿真实验（FPR1 全基因克隆部分），网址：http://www.ilab-x.com/或 http://crispr.zju.edu.cn/virlab/www/♯/login/1

实验报告八

——质粒 DNA 的限制性酶切及鉴定

姓名＿＿＿＿＿＿＿　学号＿＿＿＿＿＿　专业＿＿＿＿＿＿＿＿＿＿＿

一、拍照或绘图记录琼脂糖凝胶电泳图谱，并进行说明。

二、谈谈你对基因工程的理解及对其应用的看法。

1. 实验目的

学习测定维生素 C 含量的基本原理和方法。学习从水果蔬菜中提取维生素 C 并进行含量测定的方法。

2. 实验原理

维生素 C 是人类营养中最重要的维生素之一,如果人类(包括猿猴及豚鼠)的食物中缺乏维生素 C,将会导致坏血病,因此维生素 C 又称为抗坏血酸。维生素 C 在自然界分布广泛,许多水果及蔬菜中维生素 C 的含量都颇为丰富。

维生素 C 具有很强的还原性,很容易被氧化成脱氢维生素 C(图 9-1),在机体内参与氧化还原反应,是一些氧化还原酶的辅酶,能保护机体中许多含巯基(—SH)的酶使之不受氧化。

维生素 C 还是羟化酶的辅酶,参与体内多种羟基化作用。维生素 C 在体内能促进胶原蛋白和黏多糖的合成,增加微血管的致密性,降低其通透性及脆性,因此缺乏维生素 C 会引起毛细血管出血,造成坏血病;反之,维生素 C 能治疗坏血病。

此外,体内大量补充维生素 C,可以缓解铅、汞、镉、砷等重金属对机体的毒害作用。许多研究证明,维生素 C 可以阻断致癌物 N-亚硝基化合物合成,预防癌症。维生素 C 还可以促进免疫球蛋白的合成,增强机体的抵抗力。

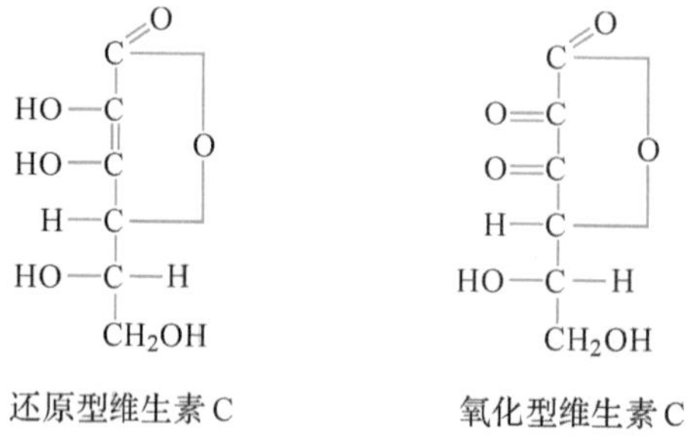

还原型维生素 C　　　　氧化型维生素 C

图 9-1　维生素 C 的结构

维生素 C 的含量测定方法很多,有碘滴定法、2,6-二氯酚靛酚滴定法、2,4-二硝基苯肼法和紫外吸收法等。本实验采用 2,6-二氯酚靛酚滴定法,以新鲜水果和蔬菜为分析材料,进行维生素 C 含量测定。还原型维生素 C 能还原染料 2,6-二氯酚靛酚,本身则被氧化为脱氢型。在酸性溶液中,2,6-二氯酚靛酚呈红色,被还原后变为无色。因此,当用此染料滴定含有维生素 C 的酸性果蔬提取液时,在还原型维生素 C 尚未全部被氧化前,滴下的 2,6-二氯酚靛酚染料立即被还原成无色。一旦溶液中的维生素C已全部被氧化,则滴下的2,6-二氯酚靛酚染料立即使溶液变成粉红色。所以,当溶液从无色转变成粉红色时即表示溶液中的还原型维生素C刚刚全部被氧化,此时即为滴定终点。如无其他杂质干扰,样品提取液所还原的标准染料量与样品中所含的还原型维生素C成正比。本法用于测定还原型抗坏血酸,具有简便、快速、比较准确的优点,适用于许多不同类型样品的分析。

反应方程式如图9-2所示。

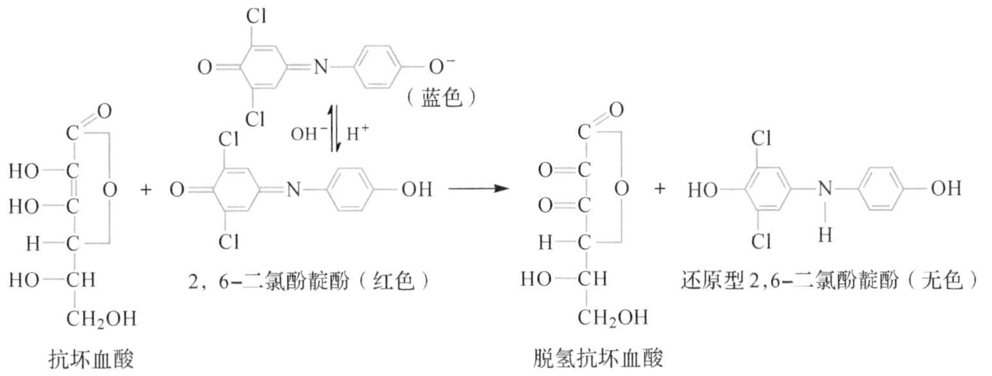

图9-2　2,6-二氯酚靛酚滴定还原型维生素C反应式

3. 实验器材

研钵、滴定管、移液管、微量移液器、锥形瓶、容量瓶、漏斗、纱布。

4. 实验材料

柠檬、猕猴桃、青椒、香蕉等。

5. 实验试剂

1%草酸溶液。

2%草酸溶液。

标准维生素C溶液:准确称取10.0mg维生素C,溶于1%草酸溶液,并定容至100ml,储于棕色瓶中,冷藏备用。此溶液浓度为0.1mg/ml。

0.1% 2,6-二氯酚靛酚溶液:称取500mg 2,6-二氯酚靛酚,溶于300ml含有104mg碳酸氢钠的热水中,冷却,加去离子水稀释至500ml,滤去不溶物,储于棕色瓶中冷藏。每次临用前,用标准维生素C溶液标定。

6. 实验步骤

①样品提取液制备:称取水果3g,稍剪碎,放入研钵中。倒入等体积的2%草酸溶液,研磨充分至浆状。将提取液通过漏斗转移至50ml容量瓶中,用1%草酸溶液定容至刻度线,混匀后静置5min。用纱布过滤至烧杯中,所得即为样品维生素C提取液。

②标准液滴定:准确吸取标准维生素C溶液1ml(含0.1mg维生素C),置50ml锥形瓶中,加入9ml 1%草酸溶液,混匀。用微量滴定管以0.1% 2,6-二氯酚靛酚溶液滴定至淡红色,保持15s不褪色,即为滴定终点。重复一次。

空白对照:取10ml 1%草酸溶液作为空白对照,按照上述方法滴定,重复一次。

按下式计算出 1ml 染料能氧化维生素 C 的质量(mg)：

$$T = 0.1/(V_{标} - V_{空})$$

式中，$V_{标}$ 为滴定标准液所用染料的体积，ml；

　　$V_{空}$ 为空白对照消耗染料的体积，ml。

③样品滴定：吸取样品维生素 C 提取液 5ml，放入 50ml 锥形瓶内，加入 5ml 1% 草酸溶液，混匀，按照前述方法滴定。记录所用染料的体积，重复一次。空白对照可采用前面的结果。

④计算：按以下公式计算维生素 C 含量：

$$维生素 C 含量(mg/100g 样品) = \frac{(V_A - V_B)V_C T}{V_D m} \times 100$$

式中，V_A 为滴定样品所耗用的染料的平均体积，ml；

　　V_B 为滴定空白对照所耗用的染料的体积，ml；

　　V_C 为样品提取液的总体积，ml；

　　V_D 为滴定时所取的样品提取液体积，ml；

　　T 为 1ml 染料能氧化维生素 C 的质量，mg(由操作步骤②计算得出)；

　　m 为所称取样品的质量，g。

7. 注意事项

①滴定终点判断：临近滴定终点时，溶液变色，不过在摇动 1～2 次后颜色完全消失，此时改为滴 1 滴，摇几下，直到摇 2～3 次后颜色才完全消失表示离终点已经很近。微微转动活塞使溶液悬在出口管嘴上形成半滴，但未落下，用锥形瓶内壁将其沾下。然后将瓶倾斜把附于壁上的溶液洗入瓶中，再摇匀溶液。如此反复直到颜色不再消失为止。一般 30s 内不再变色即到达滴定终点。

②因水果蔬菜本身含有色素，会干扰终点判断，故应注意选择汁水色素少的果蔬。若滤液颜色太深，可先用白陶土脱色。

③整个实验操作特别是样品处理过程要迅速，以防样品在空气中暴露过久被氧化，滴定过程一般不超过 2min。对于 5ml 滴定管，滴定所用的 2,6-二氯酚靛酚溶液不应少于 1ml 或多于 4ml；对于 10ml 滴定管，滴定所用的 2,6-二氯酚靛酚溶液不应少于 2ml 或多于 8ml。如果样品含维生素 C 太高或太低，可酌情增减样品滤液用量或改变提取液的稀释度。

④某些水果和蔬菜(如橘子、西红柿等)浆状物泡沫较多，可加数滴丁醇或辛醇。

⑤若提取的样品为浆状物不易过滤，可采取离心(5000r/min，5min)的方法，留取上清液进行滴定。

9-6　维生素 C 样品制备实验视频

9-7　维生素 C 含量测定实验视频

实验报告九

——果蔬中维生素 C 含量测定

姓名_____　　学号_____　　专业_____

一、果蔬样品中维生素 C 含量测定和计算

1. 果蔬名称：

2. 维生素 C 含量计算

$$\text{维生素 C 含量}(\text{mg/100g 样品}) = \frac{(V_A - V_B)V_C T}{V_D m} \times 100$$

二、比较本次实验中不同果蔬维生素 C 的含量。

1. 实验目的

学习尿常规中各项指标的含义,尝试"试纸法＋APP"检测尿常规。

2. 实验原理

尿常规是医学检验"三大常规"项目之一,可以反映一些生理和病理状况,还可以反映一些疾病的治疗效果及预后,在临床上是重要的诊断指标。

目前的尿常规检查项目包括尿白细胞(WBC)、尿酮体(KET)、尿胆原(URO)、尿胆红素(BIL)、尿蛋白(PRO)、尿糖(GLU)、尿比重(SG)、尿酸碱度(pH)、尿红细胞(RBC)、尿亚硝酸盐(NIT)、维生素 C、隐血(BLD)、尿液颜色等。

尿白细胞——正常范围应为$(4\sim10)\times10^9/L$。异常时尿中含大量白细胞,表示泌尿道有化脓性病变,如肾盂肾炎、膀胱炎、尿道炎、尿道结核等。

尿酮体——酮体是体内脂肪代谢的产物,通常尿常规检查中酮体应为阴性,如阳性则称为酮尿,通常见于糖尿病、妊娠呕吐、子痫、腹泻、中毒、伤寒、麻疹、败血症等。此外,饥饿和分娩后摄入过多的脂肪和蛋白质也可出现阳性。

尿胆原——正常结果为阴性或弱阳性。在病毒性肝炎早期黄疸出现前,以及溶血性黄疸、阻塞性黄疸时呈阳性或强阳性。

尿胆红素——正常时为阴性,阳性时,可能是胆石症、胆道肿瘤、胆道蛔虫等引起的梗阻性黄疸或急慢性肝炎、肝癌、肝硬化、肝细胞坏死等导致的肝细胞性黄疸。

尿蛋白——正常时尿中一般无蛋白,或仅有微量。尿蛋白阳性见于各种急慢性肾小球肾炎、急性肾盂肾炎、多发性骨髓瘤、肾移植术后等。此外,药物、汞等中毒引起肾小管上皮细胞损伤也可见阳性。有时发热、剧烈运动、情绪激动、严重尿路感染、妊娠期也会偶然出现尿蛋白。

尿糖——正常人尿内可有微量葡萄糖,定性试验为阴性。尿糖阳性常见于糖尿病、甲状腺功能亢进、垂体前叶功能亢进、嗜细胞瘤、胰腺炎、严重肾功能不全等。此外,颅脑外伤、脑血管意外、急性心肌梗死等,也可出现应激性糖尿。过多食入高糖物后,也可产生一过性血糖升高,使尿糖阳性。

尿比重——正常成年人在普通膳食情况下,尿比重波动在$1.015\sim1.025$之间。大量饮水时比重可低于1.003,大量出汗或饮水少,比重可高于1.030。尿比重的高低,主要取决于肾脏的浓缩功能,故测定尿比重可作为肾功能试验之一。尿比重降低,常见于慢性肾盂肾炎、尿崩症、慢性肾小球肾炎、急性肾功能衰竭的多尿期等。尿比重增高多见于糖尿病、高热、呕吐、腹泻、脱水、急性肾小球肾炎及心力衰竭等。

尿酸碱度——尿 pH 为 4.5～8.0，一般情况下在 6.5 左右。正常尿为弱酸性，也可为中性或弱碱性。尿的酸碱度在很大程度上取决于饮食种类、服用的药物及疾病类型。尿 pH 小于正常值，常见于酸中毒、糖尿病、痛风、服用酸性药物。尿 pH 大于正常值，多见于碱中毒、膀胱炎或服用碱性药物等。尿酸碱度正常波动范围较大，一般情况下需结合血酸碱度才更有意义。

尿红细胞——尿红细胞显示强阳性时，代表泌尿系统有炎症、结石或肾炎等病症。每个高倍显微镜视野下，尿液红细胞超过 5 个以上，称为镜下血尿；出现大量红细胞时，称"肉眼血尿"。

尿亚硝酸盐——这项指标正常时为阴性，如果检测结果是阳性，则有可能是膀胱炎、肾盂肾炎、尿结石或有尿路感染等。

维生素 C——正常情况下应为阴性，维生素 C 含量受食物影响，尿中维生素 C 含量可反映摄入维生素 C 的量。

3. 实验器材

尿液 1 份、尿大夫试纸、尿大夫应用 APP。

4. 实验步骤

①手持试纸空白端，将试纸的所有色块浸入尿液。

②浸泡 2s 后将试纸条沿着尿杯边缘取出，在纸巾上将残留在试纸两侧的尿液吸干。

③将试纸平放在白色纸巾上，打开尿大夫应用 APP，点击"14 项检测"图标准备扫描。

④将扫描框对准试纸扫描，扫描时确保试纸完整呈现在绿色扫描框内。扫描过程可根据提示信息进行调整。

⑤扫描成功后，查看尿 14 项检测结果。

5. 注意事项

①建议用晨尿的中段尿进行检测，结果比较准确。

②要在自然光或者白炽灯下进行检测，冷色光或暖色光都会对结果产生影响。

实验报告十

——人体尿常规自测

姓名_____ 学号_____ 专业_____

一、记录尿常规检测结果。

二、谈谈你对未来代谢检测技术的设想。

1. 实验目的

通过对活细胞的染色观察,了解活细胞和死细胞在细胞膜通透性及代谢上的差异。

2. 实验原理

活细胞就是能进行新陈代谢、繁殖、复制的细胞,如各种培养细胞、血液细胞、酵母菌、花粉、精子等。

活细胞和死细胞在细胞膜的通透性上存在显著差异。活细胞的细胞膜是一种选择性通透膜,对细胞起保护和屏障作用,只允许物质选择性通过;而细胞死亡之后,细胞膜受损,通透性增加。台盼蓝是一种阴离子型染料,不能透过完整的细胞膜,所以活细胞不被着色,而细胞死亡后可被台盼蓝染成蓝色。台盼蓝染色是鉴别细胞死活的常用方法。

活细胞和死细胞在代谢上也存在显著差异。荧光素双醋酸酯(FDA)是一种常用的动植物细胞存活力鉴定染料,其染色机制利用了死活细胞在代谢上的差异。FDA 本身不产生荧光,也无极性,能自由渗透出入完整的细胞膜。当 FDA 进入活细胞后,被细胞内的脂酶分解,生成有极性的、能产生荧光的物质——荧光素而产生荧光。

3. 试剂与器材

普通光学显微镜、荧光显微镜、载玻片、盖玻片、消毒牙签、镊子、吸水纸。

4. 实验材料

口腔上皮细胞。

5. 实验试剂

PBS 缓冲液;台盼蓝染色液(0.4%);FDA 荧光染料(DMSO 溶解,储存液浓度 10mmol/L,工作液浓度 $0.5 \sim 5\mu mol/L$)。

6. 实验步骤

①取一张干净的载玻片,在其中央滴 1 滴 PBS 缓冲液。
②先用清水漱口,然后用消毒牙签在口腔两侧侧壁轻轻地刮几下。
③把牙签上附有碎屑的一端,放在载玻片的生理盐水中涂抹几下。
④将盖玻片的一端先接触水滴,然后缓缓放下,避免盖玻片下出现气泡。

⑤在盖玻片的一端滴几滴台盼蓝染色液,用吸水纸从盖玻片的另一侧吸引,使染色液浸润标本的全部。

⑥光学显微镜下观察,着色的为死细胞。

⑦取另一张干净的载玻片,在其中央滴 1 滴荧光染料 FDA。把牙签上附有碎屑的一端,放在载玻片的荧光染料中涂抹几下,染色 5～10min,然后如前盖上盖玻片。

⑧置于荧光显微镜下,用蓝光激发观察,有绿色荧光的为活细胞。

9-8 组织细胞图片观察

实验报告十一

——活细胞染色

姓名_____ 学号_____ 专业_____

一、记录活细胞染色实验结果。

二、谈谈你对活细胞的认识。

实验十二 | 细胞代谢及活力测定

1. 实验目的

①通过观察培养细胞,了解一定的细胞培养技术。
②通过检测细胞培养基的 pH,了解细胞代谢及其产物特征。
③通过检测细胞活力,了解肿瘤细胞的代谢及增殖特征。
④通过实验,了解酒精对细胞活力的影响。

2. 实验原理

细胞活力是判断细胞是年轻还是衰老,细胞状态是否健康的一个重要指标,它反映细胞整体的代谢状态及细胞增殖的能力。目前,常用的细胞增殖与活力检测方法是通过线粒体内的脱氢还原酶的还原能力,如 MTT 法、XTT 法、WST-1 法、CCK-8 法等。

CCK-8 法检测细胞活力的原理是:WST-8[2-(2-甲氧基-4-硝苯基)-3-(4-硝苯基)-5-(2,4-二磺基苯)-2H-四唑单钠盐]在电子耦合载体 1-methoxy PMS 存在的情况下,可以被线粒体内的脱氢酶还原生成高度水溶性的橙黄色甲䐶(formazan)产物,颜色的深浅与细胞活力、细胞的增殖成正比,与细胞毒性成反比。使用酶标仪在 450nm 波长处测定 OD 值,间接反映活细胞数量。该方法适用于细胞增殖测定、细胞毒性检测、药物筛选、肿瘤药敏试验、生物因子的活性检测等。

细胞代谢的最终产物有呼吸作用产物 CO_2、核苷酸代谢产物尿酸、无氧呼吸代谢产物乳酸等。在细胞培养过程中,如果不换液,会有酸性代谢产物的积累,从而引起培养基 pH 的变化。

3. 实验器材

pH 试纸、酶标仪、倒置光学显微镜。

4. 实验材料

HEK293 细胞、HepG2 细胞。

5. 实验试剂

DMEM 高糖培养基、胎牛血清、胰酶、PBS 缓冲液、CCK-8 试剂。

6. 实验步骤

①倒置光学显微镜下观察培养的 HEK293 细胞和 HepG2 细胞的形状。
②观察 1 天、2 天、3 天未换培养基的 HEK293 细胞和 HepG2 细胞的培养基颜色变化,各取

$10\mu l$ 培养基,测定培养基 pH。

③将 HEK293 细胞和 HepG2 细胞种 96 孔板(种板数目相同),每孔加 CCK-8 试剂 $10\mu l$,继续孵育 $1\sim1.5h$。

④450nm 处用酶标仪测吸光度,比较两个细胞株的活力。

⑤在已种 96 孔板的 HEK293 细胞中分别加入酒精,使终浓度为 0.5%,1%,5%,10%,37℃培养过夜,每孔加 CCK-8 试剂 $10\mu l$,继续孵育 $1\sim1.5h$,450nm 处用酶标仪测吸光度,分析酒精对细胞活力的影响。

⑥完成实验报告。

7. 注意事项

①测细胞活力时每组设平行对照,做 3 复孔及以上。

②设空白对照:与试验平行不加细胞只加培养液的空白对照。其他试验步骤保持一致,最后比色以空白调零。

附　酶标仪及原理

光源灯发出的光波经过滤光片或单色器变成一束单色光,进入塑料微孔板中的待测标本上,该单色光一部分被标本吸收,另一部分则透过标本照射到光电检测器上。光电检测器将透射过待测标本后强弱不同的光信号转换成相应的电信号,电信号经放大、转换等处理后,送入微处理器进行数据处理,转换成相应的 OD 读数或浓度读数等,最后由显示器和打印机输出结果。

实验报告十二

——细胞代谢及活力测定

姓名_____ 学号_____ 专业_____

一、观察并记录细胞培养过程中培养基 pH 的变化。

二、记录实验数据，分析酒精对细胞活力的影响。

实验十三 | 常用生化仪器使用方法（视频）

一、离心机

9-9　离心机
使用视频

二、微量移液器

9-10　微量移
液器使用视频

三、可见分光光度计

9-11　可见分光
光度计使用视频

四、酶标仪

9-12　酶标
仪使用视频

推荐阅读

[1]塞弗里德. 癌症是一种代谢病:论癌症起源、治疗与预防[M]. 成长,陈川,主译. 北京:科学出版社,2018.

[2]石汉平,凌文华,李薇. 肿瘤营养学[M]. 北京:人民卫生出版社,2012.

[3]王镜岩,朱圣庚,徐长法. 生物化学[M]. 3 版. 北京:高等教育出版社,2003.

[4]王立铭. 吃货的生物学修养[M]. 北京:清华大学出版社,2016.

[5]Abiri B,Vafa M. Dietary restriction,cardiovascular aging and age-related cardiovascular diseases:A review of the evidence[J]. Adv Exp Med Biol,2019,1178:113-127.

[6]Bozzetti F,Bozzetti V. Is the intravenous supplementation of amino acid to cancer patients adequate? A critical appraisal of literature[J]. Clin Nutr,2013,32(1):142-146.

[7]Caballero B. Humans against obesity:Who will win? [J]. Adv Nutr,2019,10(suppl1):S4-S9.

[8]Campisi J,Kapahi P,Lithgow GJ,et al. From discoveries in ageing research to therapeutics for healthy ageing[J]. Nature,2019,571(7764):183-192.

[9]Danial NN,Korsmeyer SJ. Cell death:Critical control points[J]. Cell,2004,116:205-219.

[10]Di Angelantonio E,Sarwar N,Perry P,et al. Major lipids,apolipoproteins,and risk of vascular disease[J]. JAMA,2009,302(18):1993-2000.

[11]Elmore S. Apoptosis:A review of programmed cell death[J]. Toxicol Pathol,2007,35(4):495-516.

12]Fenzl A,Kiefer FW. Brown adipose tissue and thermogenesis[J]. Horm Mol Biol Clin Investig,2014,19(1):25-37.

[13]Fitzgerald FT. The problem of obesity[J]. Annu Rev Med,1981,32:221-231.

[14]Ho VW,Leung K,Hsu A,et al. A low carbohydrate, high protein dietslows tumor growth and prevents cancer initiation[J]. Cancer Res,2011,71(13):4484-4493.

[15]Kaczanowski S. Apoptosis:Its origin, history,maintenance and the medical implications for cancer and aging[J]. Phys Biol,2016,13(3):031001.

[16]Kanter MM,Kris-Etherton PM,Fernandez ML,et al. Exploring the factors that affect blood cholesterol and heart disease risk:Is dietary cholesterol as bad for you as history leads us to believe? [J]. Adv Nutr,2012,3(5):711-717.

[17]Karstoft K,Pedersen BK. Exercise and type 2 diabetes:Focus on metabolism and inflammation[J]. Immunol Cell Biol,2016,94(2):146-150.

[18]Mahgerefteh B, Vigue M, Freestone Z, et al. New drug therapies for the treatment of overweight and obesepatients[J]. Am Health Drug Benefits,2013,6(7):423-430.

[19]Michelakis ED, Webster L, Mackey JR. Dichloroacetate (DCA) as a potential metabolic-targeting therapy for cancer[J]. Br J Cancer,2008,99(7):989-994.

[20]Montanari T, Pošćić N, Colitti M. Factors involved in white-to-brown adipose tissue conversion and in thermogenesis: a review[J]. Obes Rev,2017,18(5):495-513.

[21]Oh J, Lee YD, Wagers AJ. Stem cell aging: Mechanisms, regulators and therapeutic opportunities[J]. Nat Med,2014,20(8):870-880.

[22]Piché ME, Tchernof A, Després JP. Obesity phenotypes, diabetes, and cardiovascular diseases[J]. Circ Res,2020,126(11):1477-1500.

[23]Qi Y, Fan J, Liu J, et al. Cholesterol-overloaded HDL particles are independently associated with progression of carotid atherosclerosis in a cardiovascular disease-free population: a community-based cohort study[J]. J Am Coll Cardiol,2015,65(4):355-363.

[24]Rader DJ, Tall AR. The not-so-simple HDL story: Is it time to revise the HDL cholesterol hypothesis? [J]. Nat Med,2012,18(9):1344-1346.

[25]Ren R, Ocampo A, Liu GH, et al. Regulation of stem cell aging by metabolism and epigenetics[J]. Cell Metab,2017,26(3):460-474.

[26]Rosenson RS, Song WL. Egg yolk, source of bad cholesterol and good lipids? [J]. Am J Clin Nutr,2019,110(3):548-549.

[27]Rudnicka E, Napierata P, Podfigurna A, et al. The World Health Organization (WHO) approach to healthy ageing[J]. Maturitas,2020,139:6-11.

[28]Saito M, Matsushita M, Yoneshiro T, et al. Brown adipose tissue, diet-induced thermogenesis, and thermogenic food ingredients: From mice to men[J]. Front Endocrinol (Lausanne),2020,11:222.

[29]Sarkar R, Banerjee S, Amin SA, et al. Histone deacetylase 3 (HDAC3) inhibitors as anticancer agents: A review[J]. Eur J Med Chem,2020,192:112171.

[30]Yoneshiro T, Saito M. Activation and recruitment of brown adipose tissue as anti-obesity regimens in humans[J]. Annals of Medicine,2015,47(2):133-141.

附 录

20 种基本氨基酸名称及缩写

中文名称	英文名称	三字母缩写	单字母符号	性质
丙氨酸	Alanine	Ala	A	脂肪族类
精氨酸	Arginine	Arg	R	碱性氨基酸类
天冬酰胺	Asparagine	Asn	N	酰胺类
天冬氨酸	Aspartic acid	Asp	D	酸性氨基酸类
半胱氨酸	Cysteine	Cys	C	含硫类
谷氨酰胺	Glutamine	Gln	Q	酰胺类
谷氨酸	Glutamic acid	Glu	E	酸性氨基酸类
甘氨酸	Glycine	Gly	G	脂肪族类
组氨酸	Histidine	His	H	碱性氨基酸类
异亮氨酸	Isoleucine	Ile	I	脂肪族类
亮氨酸	Leucine	Leu	L	脂肪族类
赖氨酸	Lysine	Lys	K	碱性氨基酸类
蛋氨酸	Methionine	Met	M	含硫类
苯丙氨酸	Phenylalanine	Phe	F	芳香族类
脯氨酸	Proline	Pro	P	亚氨基酸
丝氨酸	Serine	Ser	S	羟基类
苏氨酸	Threonine	Thr	T	羟基类
色氨酸	Tryptophan	Trp	W	芳香族类
酪氨酸	Tyrosine	Tyr	Y	芳香族类
缬氨酸	Valine	Val	V	脂肪族类